医療事故後の情報開示

患者・家族との対話のために

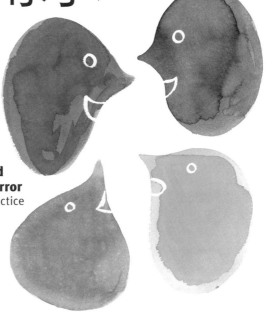

Talking with Patients and Families about Medical Error
A Guide for Education and Practice
Robert D.Truog / David M.Browning /
Judith A.Johnson / Thomas H.Gallagher

著 ロバート・D・トゥルオグ
　　デービッド・M・ブラウニング
　　ジュディス・A・ジョンソン
　　トーマス・H・ギャラガー

訳 和田仁孝（監訳）
　　植田有香／金城隆展

Signe

Talking with Patients and Families about Medical Error
A Guide for Education and Practice
by Robert D. Truog, M.D., David M. Browning, M.S.W., B.C.D., F.T., Judith A. Johnson, J.D., and Thomas H. Gallagher, M.D.

©2011 Risk Management Foundation of the Harvard Medical Institutions
All rights reserved. Published by arrangement with The Johns Hopkins University Press, Baltimore, Maryland
Japanese translation published by arrangement with The Johns Hopkins University Press through The English Agency (Japan) Ltd.

医療事故後の情報開示
——患者・家族との対話のために

目　次

情報開示対話のための実践的ガイドライン（第7章の簡略版）　4

刊行に寄せて　9

序　13

- 第1章　医療者，患者，そして家族の目を通して見た医療エラー……　21
- 第2章　医療エラーとは何か？……………………………………………　33
- 第3章　医療安全推進運動の概観…………………………………………　41
- 第4章　有害事象と医療エラーのことを伝える…………………………　57
- 第5章　情報開示において医療者を支援するコーチング・モデル…　87
- 第6章　コーチや医療者のための実践に基づく学習……………………　95
- 第7章　情報開示対話のための実践的ガイドライン……………………107
- 第8章　体験実践を通した学習……………………………………………127
- 第9章　有害事象および医療エラーの多様性……………………………141
- 第10章　情報開示対話改善のための組織的戦略…………………………159
- 第11章　将来の方向性と結語………………………………………………175

文　献　185
訳者あとがき　197

情報開示対話のための
実践的ガイドライン
(第7章の簡略版)

第1 優先事項

- 医療チームは、患者の医療的ニーズに対して、十分配慮し続ける。
- 主治医やリスクマネジャーを含む主要な人々に通知し、できるだけ早い段階で関わってもらうようにする。
- 指定されたコーチに連絡を取り、打ち合わせの手筈を整え、情報開示の計画を立てる。
- もし有害事象が医療機材の使用に伴って生じたのであれば、後の調査のためにそれらを必ず別に保管しておく。

情報開示対話のための準備

- 医療者に協調的に働きかけ、ask-tell-ask メソッドを用いる。
- 有害事象に関する情報を関わったすべての医療者から収集する。
- 有害事象が患者や家族への開示が必要なレベルに達しているか否かを決定する。
- この対話はまずもって患者と家族の利益のためにするのであり、医療者のニーズは別に分けて扱われるべきことを医療チームに再確認させる。
- どの医療者が最初の話し合いに参加するかを決定する。
- 対話の場で、患者や家族をサポートできる者がだれかを見極める。

- 話し合いの進行役を決定する。
- 伝えるべき重要情報について合意する。
- 対話のための最適なタイミングと環境を決定する。
- フォローアップに対応する主要責任者を決定し、患者や家族に明確に伝える。
- 医療チーム内で、患者の文化、医療に関する知識、障害、および、落ち着きの程度などが対話にどのような影響を与えるのかを話し合っておく。

患者や家族との対話

- ケア・マインドと人間らしさを対話の中に生かす。
- 信頼が損なわれたとき、関係性を再構築するのに役立つ、関係性の中核的価値を意識しておく。
- 黄金律を適用する──もしあなたが患者であれば何を聞きたいと思うだろうか？
- 患者と家族の苦難に対する配慮と共感を伝える。
- 話し合いでのアジェンダを決定する。
- *ask-tell-ask* メソッドを用いて協働的コミュニケーションを図る。
- 現在明らかになっている事実を明瞭に述べる。
- 事実の開示が患者や家族にとって即座には利益にならないかもしれない、まれな状況なのかどうかを検討する。
- 常に思いやりの心を伝え、しかるべきときに謝罪する。
- 患者の治療のために何がなされたかを説明し、今後の治療計画を説明する。

- 臨床的治療関係が維持可能か、あるいは、治療を代わりの医療者に移行すべきかを評価する。
- 有害事象は徹底的に調査され、明らかになり次第、すべての情報が速やかに伝えられることを患者・家族に約束する。
- 経済的補償についての問いは適切で正当だということを認め、しかるべき資格や権限をもつ者がこれらの問いに答えることを了解する。
- 支援サービスを提案する――組織付きのチャプレン（聖職者）、ソーシャルワーカー、ペイシェント・アドボケイト。
- 開示は必ずしも感謝や許しによって報われるとは限らないことを認識しておく。

書類作成とフォローアップ

- 面談後のインフォーマルな場で、可能ならばいつでも、当該事象を再検討する。
- 関与した医療者の感情的および心理的ニーズを評価し、有害事象によって影響を受けた医療者のフォローを確実に行う。
- 話し合いの内容を医療記録に記載する。
- コーチによる介入を医療記録に記載しない。

医療事故後の情報開示

患者・家族との対話のために

刊行に寄せて

ルシアン・L・リープ
Lucian L. Leape, M.D.
ハーバードメディカルスクール・教授（医療政策・管理学）
全米医療安全財団ルシアン・リープ・インスティテュート会長

　現代の医療安全運動の原動力となっている観念はシンプルで、かつ力強いものである。それは、エラーは「悪しき人」によって引き起こされるのではなく、「悪しきシステム」によって引き起こされるのだという観念である。この観念を現実に生かすために、2つの主要な動きが推進されてきた。すなわち、「過ちについて報告し、語ることが安心してできるような非懲罰的環境の構築」と、「悪しきシステムに変化を起こしていくこと」である。この2つの次元いずれにおいても、ある種の院内感染の防止といった目覚しい成功を収めている領域はあるものの、概して、その成功の度合いはさまざまであり、歩みも遅いといわざるを得ない。

　防止できたはずの医療事故についての意識の向上に呼応して、またシステム改善努力に関する議論にも触発され、「患者安全推進消費者の会（CAPS）」「医原性トラウマ支援グループ（MITSS）」「エラーおよび低水準医療防止連合（PULSE）」「ジョシー・キング財団」「医療エラーに反対する母親の会（MAME）」などの患者擁護団体も生まれてきた。これらの組織は、医療エラーによって自身が傷付いた、あるいは愛する家族を失った人々によって設立されたものである。これらの組織のほとんどは医療における安全の改善を目的としているが、設立者たちの語りの多くは、傷や過ちについてというより、事故の際に自分たちがどのように扱われたかという点に集中している。共通の問題は、情報の非開示、責任回避、エラーを認めず謝罪もしないといった点である。彼らは、訴訟を提起するより、世論を動員して変化を起こ

すことを選択している。

　すでに変化の機は熟している。医療ミスが患者にとっていかに破壊的な影響を及ぼすかについて、われわれはもう十分にわかっている。身体的苦痛に加え、耐えがたい情緒的な重荷を課し、医師−患者関係の要である信頼関係を粉砕してしまう。そして、正直さ、透明性、謝罪が、この重荷を和らげ、信頼の再構築を促すことも、われわれは知悉している。なのに、なお、こうした対応の取られていない例があまりに多い。医療において、有害事象後の患者と対話する場面ほど、「伝えられたこと」と「行われたこと」のギャップが深くなる状況はほかにない。多くの医師は、日頃、患者に対し正直で十分に対話していると私は信じている。しかし、恐ろしい数の医療過誤訴訟が示すように、有害事象後には、それが行われない例が多いといわざるを得ない。なぜだろうか？

　その理由は、本書を読めばわかるように、非常に複雑である。数十年もの間、医師も病院も、人間的な対応よりも法的責任に関心を持つ顧問弁護士によって間違ったアドバイス（今は、それが誤りであることは明白だが）を与えられてきた。しかし、この責任を認めるな、謝罪をするなというアドバイスは、医師らにまったく歓迎されなかったというわけではない。それは医師の恥辱や不名誉への恐れを強化するとともに、患者側との苦痛を伴う対話を避け、過ちの暴露を防ぐ防御壁として機能したからである。その背景には、伝統的な仲間内での制裁文化に影響された複雑な心理が存在している。

　悲しいことに、事故後の情報開示対話がうまくいかないのは、より大きな問題、すなわち、多くの医療機関における非機能的なカルチャーの一つの表れに過ぎない。患者が虚偽を告げられる、すなわち、重大な医療エラーを認めず説明もされないようなケースでは、患者に対する無礼な扱いに加え、看護師、研修医、医学生らに対する破壊的で、無礼で、虐待的でさえある行為がなされている例が多い。多くの些細な事例でも、陰湿で、慣行化された無礼な振る舞いがなされていることがある。繰り返すが、ほとんどの医師は、そんな振る舞いはしていない。そんなことはあり得ない。しかし、一部で

あっても、「井戸に毒を撒く」ように、恐れと不信の環境を創ってしまうには十分なのである。それゆえ、医師や看護師が安心してエラーを報告し議論できるような非懲罰的環境の構築が困難であるというのは驚くには当たらない。同様に、分野を超えた協働チームがうまくいかないのも、このカルチャーを背景にすれば、驚くことではない。このカルチャーを変える試みは、医療安全運動にとって手強い課題というほかない。

　こうした状況の下で、ロバート・トゥルオグ、デービッド・ブラウニング、ジュディス・ジョンソン、トーマス・ギャラガーが本書で示す洞察と提案は、特別な配慮を必要とする状況での患者との対話を改善するためだけでなく、われわれの病んだシステムが痛ましいほどに必要としている、より深く広範な文化変容への指針ともなるだろう。たとえば、われわれは、患者安全の改善とは、新たな実践を実施すること以上に、そうした実践を可能にする関係性の構築を意味していると学んできた。著者らが賢明にも読者に思い起こさせてくれるのは、この関係性が、さまざまな価値によって導かれ、形作られているということである。著者らが事故の後における患者との関係構築にとって重要な中核的価値として抽出したもの——透明性、敬意、説明責任、継続性、親身さ——は、実際に、医療者と患者の間のみならず、病院の医療者やスタッフすべての間の関係再構築において、第一に必要とされる中核的価値にほかならない。重大な事故の際に、これらの価値を明確にし、事故後の対応の中に組み入れていくことは、われわれの医療機関が必要としている、より深い文化変容を起こしていくための強力な楔として作用しうるし、私はそれが実現していくものと予測している。

　もし、この本を読んだ読者が、われわれの医療機関の文化についての考えを変容させるきっかけとなるのであれば、それはまさに、本書がもたらす実質的な貢献ということになろう。情報開示過程についての助言を求める読者にとっても、幸いにも、本書はそれ以上のものを与えてくれるだろう。事故後に患者とどう対話するか、いかに患者や医療者を支援すべきかについての詳細——本書が示す34の指針だけでも重要な意義を持つ——を議論するだ

けでなく、著者らは患者や医療者が求めているものは何なのかという文脈を踏まえて助言を提供してくれている。コーチングについての議論やエラーをめぐる情報開示事案のシナリオは、有害事象後の複雑な対話の技能を学ぶ上で向き合うことになりそうな課題について豊富なタイプの事例を提供してくれる。

　しかし、本書は、いわゆる「ハウツー的マニュアル」では決してない。本書の最初のほうで、著者らは、医療者と患者の対話は、「言葉」ではなく「感情」にかかわるもの、「方法」ではなく「想い」にかかわるものだと強調している。この観念こそ、本書の叙述における、またその基調となるマニフェストそのものである。そしてそれが、続けて展開される賢明な語りや助言に力を与え、その意義を高めていることは忘れてはならない。

序

　この10年あまりの間に、医療安全と医療エラー防止の問題は、医療の世界における最も重要な課題の一つとなった。医療エラーが、米国における主要な死亡原因の一つであるという衝撃的事実の発見が、医療者、国民、第三者保険負担者を一致して医療安全推進に駆り立てるという先例のない動きをもたらしたのである[1]。

　医療安全推進運動の背景にあるのは、現在の医療界の文化が、医療の質や安全の改善に貢献し得ていないのみならず、進歩や発展を妨げてさえいるという洞察である。エラーを個人の責任とする強固な伝統的思考の下で、医療安全は、人格や知識欠如の問題ゆえに良い医療を提供できない「腐ったリンゴ」を追放し除去することで達成できるという見方が維持されてきた。この腐ったリンゴ論は、医療エラーをめぐる沈黙の文化、すなわち、自分が除去されるべき腐ったリンゴであるとみなされることを恐れて、医療者たちがエラーを病院組織に報告したり、同僚たちと検証したりすることを回避するような文化を助長してきた。この医療者たちの沈黙の文化は、医療エラーの真の原因を探り学ぶこと、そして効果的な再発防止策を策定していくことを困難にしてきたのである。

　この腐ったリンゴ論は、徐々に、医療エラーは複雑で相互依存的な医療システムを背景として生じてくるものだと見る、より繊細な見解に取って代わられつつある。現在、広く見解の一致を見ているのは、医療をより安全なものにするためには、個人の失敗を見つけ出し罰することではなく（もちろん、常軌を逸した事案では、そうした対応もいまだ必要であろうが）、有害事象に関する情報や知識を広く共有し、もってシステム改革を促していくべきだという視点である。より先進的な論者は、医療者の間でよりオープンな姿勢を推進していくことに加えて、医療者や病院が患者や家族とも協力し、情報の共有を進め、医療安全推進という使命のためにパートナーシップを築

いていくことだと主張している。

　医療安全の推進のためにさまざまな要素が編み上げられていることについて、以下で詳細に検討していくことになるが、こうした努力がいかに効果的になされようとも、なお医療は完璧ではあり得ず、有害事象やエラーは医療の現場で起こり得ることを忘れてはならない。さらに、諸研究が示すところによると、有害事象に遭遇した人々が体験する痛みや苦悩は、単に医療の好ましからざる結果からだけではなく、その事象がいかに開示され語られるかによってもたらされているということである。とりわけ、我々が見出してきたのは、有害事象やエラーの後の患者・家族と医療者との対話こそが、関わったすべての者に深い影響を与えているということである。

　この見解は、2006年にニューイングランド医学雑誌（*New England Journal of Medicine*）に掲載されたヒラリー・クリントンとバラク・オバマの共著論文でも強調されている。医療過誤責任制度改革の文脈の下で、彼らは「諸研究が示すところによると、人々が訴訟を提起する際の最も重要な要因は、過失そのものではなく、患者と医療者との間の不適切なコミュニケーションのあり方である」と述べている[2]。この点は、かなり自明のことであり、驚くに当たらないと思えるかもしれない。しかし、より詳細に検討してみると、そこから医療安全推進にとって決定的に重要な洞察が浮かび上がってくる。訴訟は、単に医療エラーがあったから起こされるのではない。多くのエラーは、たとえ重大なエラーであっても、訴えられることはない。訴訟の主要因は、「十分な対応をしてくれなかった」「医療者が適切にかつ共感的に対話してくれなかった」「将来のエラーを防ぐための教訓を学び取ってはくれなかった」といった患者・家族の認知にほかならないのである。

　医療者と患者との間にあった信頼関係は、エラーが起こった際に壊れ、多くの場合、修復されることはない。法的解決を得るために、訴訟が不可避の選択肢となる場合もある。しかし訴訟は、そうした出来事に関わった患者、家族、医療者らが体験する心理的な痛みや苦悩には、ほとんど手を差し伸べようとはしない。本書は、有害事象やエラーののちになされる極めて重要

で、かつ例を見ないほど困難な対話のあり方について、この対話こそが、関わった人々が癒され区切りを付けていけるか、あるいは、その後の人生を怒りにとらわれたり、罪の意識を負ったりしたまま過ごすかを決める、重要な役割を担っているのだとの認識に基づいて、検証していくことを目的とするものである。

　医療者と患者の間であれ、友人間であれ、家族間であれ、困難な対話の状況では、単純なルールは、限られた効用しかもたない。医療者は、エラーの後、患者に対してオープンであることについて賛同するが、いざこの原則を実践に移すとなると、どうすればよいかわからないでいる。「真実を話せ」「共感せよ」といった助言は、意味はあるかもしれないが、通常は、有効なものとは言えない。多くの場合、事象をめぐる「真実」は幅広い解釈に開かれているし、共感を示すために覚えておいたフレーズを伝えても、紋切り型の発言に聞こえ、かえって事態を悪化させかねない。さらに、対話の中身は重要ではあるが、いかにそれが語られたかが、何が語られたかと同様に、大きな影響をもつ。

　本書は、このテーマについてなされてきた諸研究の成果と、我々著者が、ハーバード・メディカル・スクール、シアトルのワシントン州立大学、セントルイスのワシントン大学の同僚らと協働して構築してきた教育プログラムに関する数えきれない講演、ワークショップ、講義の経験から学んだものを総合してまとめたものである。本書の内容は教材として、ハーバード・リスク・マネジメント財団の支援を得て、ハーバード・メディカル・スクールですでに400名の受講者に提供されてきたワークショップなど、多くの場や形式で教えられてきている。また、米国内でも国際的にも、多くの聴衆に向けて講演がなされてきている。我々の目標は、有害事象や医療エラー後の医療者による患者・家族との対話のあり方を改善するために、組織的戦略から個人的助言まで含め、包括的なメソッドを提供していくことである。

　このテーマについて、抽象的な概念的・理論的思索というアプローチではなく、我々は、このプロセスに実際に関わる人々——患者、家族、医師、

看護師、ソーシャルワーカー、チャプレン（聖職者）、そのほかの人々——と生きた経験に基づいて考えていく方向を取っている。そこで、まず第1章では、医療エラーについて、医療者、患者、家族の視点から見ることで議論を始めている。具体的には、異なる視点から見た医療エラーの体験を検証するために、いくつかのナラティヴを併記して検討する。

第2章では、医療エラーを定義するさまざまなアプローチを検討し、本書で用いる用語について確認する。第3章では、医療安全推進運動を概観し、医療の質と医療安全に関するより広い文脈の中に、情報開示の問題を位置付けることで、続く議論の背景を成す状況を確認する。具体的には、政府、学界、医療産業、運動団体などが、いかにして医療安全推進運動を歴史的に形作ってきたか、そしてその展開が困難な対話に向けてのわれわれのアプローチにいかに影響してきたかを検討する。

第4章では、我われは、焦点を有害事象や医療エラーについてのコミュニケーションの問題に絞って検討していく。具体的には、医療界における情報非開示の伝統、この伝統を徐々に変容させている倫理的および専門職的規範の発展、医療エラーに巻き込まれた患者、家族、医療者のニーズや欲求を検証する研究の成果について、順次検討していく。最後に、患者・家族に向けて情報開示する過程で、医療者を支えていくために工夫されたプログラムや指針の発展について見ていく。

第5章では、情報開示対話の文脈を構造化するために我われが選択したパラダイムである「コーチング・モデル」に焦点を合わせる。全米医療の質フォーラム（National Quality Forum）によって推奨されたこのモデルは、不幸な出来事が生じた際のエラーについての困難な対話の場面で、文字通り各病院の何百ものスタッフすべてがより良く対応するための技法を必要としているという認識に基づいている。しかし、すべての医療スタッフに知識をもたせ訓練することは現実的ではなく簡単でないことを念頭に、我われは、各病院が、スタッフに「just-in-time（危急の際）」の指導や助言を与えることのできる一団のコーチを、24時間体制で備えることを提案している。

それゆえ、本書は、情報開示を2段階で考えている。第1段階は、すべての医療者が、患者・家族と効果的に対話するために必要となる基本ポイントを押さえることである。第2段階は、情報開示対話に臨む際にスタッフに対し十分な支援を提供できるために、コーチ自身が備えるべき固有のスキルについての検証である。これら役割の多くは重なり合うものであるが、一定の異なる側面も存在する。本書は、この双方をカバーするよう構成されている。

　「コーチや医療者のための実践に基づく学習」と題された第6章では、医療者にこの新しいコミュニケーション実践について教育するための方法について検討する。第1に、我われは、そのスキルに込められた核となる関係的価値――医療における信頼関係を構築（および再構築）する価値――を、まず定義する。第2に、有害事象に伴う感情的影響に過敏となっている他者に向けて、配慮や共感的に応答することの重要性を論じる。第3に、謝罪の役割と重要性について検討する。第4に、情報開示対話について協働的および相互作用的イベントとしてアプローチする方策を考える。第5に、視点取得――すなわち、有害事象について、患者の視点、家族の視点、医療者の視点、彼らを取り巻く組織文化の視点など、多様なレンズを通して見ること――の重要性についても論じる。

　以上を背景として、第7章では、今まさに情報開示対話に臨もうとする医療者、それを支援しようとするコーチに向けての具体的助言を、箇条書き形式で提供する。特に、有害事象の後、まず何を最優先で考えるべきか、患者・家族との最初の話し合いに向けていかに準備すべきかなどの論点を取り上げる。さらに、対話の過程そのものだけでなく、文書化やフォローアップについての助言も含め、提案をしていく。

　続く第8章「体験実践を通した学習」では、呼吸停止に至る医療エラーという仮想事例を用いた、我われの情報開示対話スキル教育の経験について提示する。このシナリオでは、エラーはすぐに発見され処置されて、患者は完全に回復したというストーリーになっている。この演習課題では、参加者

に、関与したスタッフの役割を演じさせ、プロの役者が演じる患者とその夫に対する情報開示対話を実際にさせてみるので、ある医療者が透明性についての価値を実際に行動に移すことを可能にするうえで、この演習が非常に有効であると考えている。

　こうした実践学習から得られた興味深い（そして予期せざる）知見は、ワークショップごとに参加者によって取られるアプローチが、広範な多様性をもったことである。この学習のプロセスから、我われは、チャレンジングな対話の場面で、多様なスタイル、前提仮説、諸原則が、個々の医療者の行動を導いていることを見出すことができた。この知見は、我われの教育的アプローチの哲学的基盤となる重要な教育上の原則に、我われを導いてくれた。すなわち、共感的に配慮と関心をもって対話する能力は、コミュニケーション技術——対話の際のボディランゲージの使用、注意深い言葉やフレーズの選択といったテクニック——の獲得によって体得されるものでは決してないということである。こうしたコミュニケーション技術教育は、関係的なつながりもないところで、配慮や関心の見かけを提供するだけで十分な、接客サービス業の領域で非常にポピュラーになってきている。しかし、我われの考えでは、ファストフード・レストランの店員や電話窓口担当者には、このアプローチで十分かもしれないが、患者−医療者関係の文脈では、惨憺たる結果を招きかねない。なぜなら、患者・家族は、自分たちが操作され、あしらわれていることを、即座に見抜いてしまうからである。したがって、我われは、こうした対話の基礎にあるべき価値や態度にこそ、焦点を合わせるべきであると考える。とりわけ、我われは、特別に注意を払われるべき関係性をめぐる5つの特性——透明性（Transparency）、敬意（Respect）、説明責任（Accountability）、継続性（Continuity）、親身さ（Kindness）の頭文字を取ってTRACK ——の重要性を強調しておきたい。この5つの特性は、まさに重要な価値を示しており、教育における有益な中核的基礎として役立つのである。

　具体的な助言は有益ではあっても、他方で、一つとして同じ状況などあり

得ないし、また、適切に対話を行う能力は、個人によって生来の得手不得手もあり、ある種の技(わざ)の要素をも含んでいる。さらに、患者・家族に情報開示しないことはいかなる場合に許容されるか、個々の状況でどの程度の詳細が告げられるべきなのか、怒り、否定、痛烈な皮肉に対してどのように反応すべきかなど、微細で細やかな状況のすべてについて、いかなるルールや原則も完璧に想定し把握しきれるものではない。第9章では、軽微なものから痛ましいケースまで、入院患者のケースから外来患者のケースまで、またさまざまな専門科にわたって、一連の仮想事例を取り上げ、それぞれのケースでいかなるアプローチや対応が成功につながるのかについて、多面的に検討を試みる。

ここまでについて、我われの本に寄せられ得る正当な批判は、我われの提案は、組織文化の変容なしには実現不可能だろうというものである。この点について、我われは第10章で、情報開示実践の改善のために効果的で、実際に必要な組織戦略についてくわしく検討していく。具体的には、自覚、説明責任、能力、行動の4つの要素に焦点を合わせた「情報開示対話のための組織的戦略：4-Aフレームワーク」と呼ぶ枠組みに即して検討する。

最終章は、将来を見据え、近い将来に期待できるいくつかの発展について展望していく。これには、情報開示と質・安全向上プログラムとを結び付けること、患者、医療者双方のニーズについてより深く理解し支援を行うこと、さらには、一定の類型の医療傷害については早期補償を行う改革的アプローチを工夫すること、また医師と病院が異なる損害保険に加入している場合にも共通の状況であることに焦点を合わせていく戦略を取ることなどが含まれる。さらに、全米医師データバンク（National Practitioner Data Bank）への報告制度の構造について、情報開示を促進するような改定を提言していく。これらを通じて、医療者がチャレンジングな対話に臨む際の能力の改善へ向けた、かつてない創造的で効果的なメソッドを発展させていきたいと考えている。

第1章

医療者、患者、そして
家族の目を通して見た医療エラー

　我々はこの章を、医療エラーが患者や家族に与える影響を非常に印象的に示している物語で始めたいと思う。それは大腸がんを患ったプロのバイオリニストの物語である。以下の対話は、亡くなる前の患者、彼の妻、そして成人の息子との個別インタビューから取られている。これらの対話が描くのは、不十分なコミュニケーション、治療に伴う合併症、有害事象、そして医療エラーに対する、彼らの一連の失望感である。

　最初の入院で、患者に部分的結腸切除術が実施されたが、回腸穿孔を併発してしまった。彼は肺炎と診断されないまま退院させられ、その後、再び入院した際には、病院内の診療部を移動中に倒れてしまうほど具合が悪くなっていた。その後、患者は結腸瘻を取り外すために再入院している。しかしこの処置はうまくいかず、患者は4日後に死亡した。以下は患者、妻、そして息子によって語られた物語である。

患者：
　私が思うに　外科医長は心ここにあらずという感じでした。あまり悪

く言いたくはないのですが、彼は私を、たった今縫い合わせた肉の塊のように扱ったのです。私が彼に単刀直入に質問をしても、遠回しの答えしか返ってこない……と言えば聞こえはいいでしょうが、たとえば私の結腸瘻造設術について、彼に「これから結腸瘻と共に生きていかなければならないのでしょうか？　それともほかの手術を受けることは可能でしょうか？」と尋ねると、「それはあなた次第です」という答えが返ってくるという具合なのです。

　私はどう決断すればよいのかわからなかったのです。共感もしくは他人の気持ちを察すること、彼はそういう努力を私に対して一切しませんでした。「申し訳ありません」という一言がどれほどの意味をもつのか、あなたにはわからないでしょう。このことについて私に何ができるかですが、正直、私ができることは何もないと思います。頼れるものは何もないのです。患者である私には何の力もないのです。

妻：

　だれも「申し訳ありません」と言わなかったのです。ご存じの通り、これが医療で起きていることなのです。彼らは（謝罪の言葉を）言わなかったし、決して謝罪しようとしなかったのです。夫が陥った状況に対して謝罪した人はだれもいませんでした。1人もいなかったのです。私は病院を訴えても構わないと思っています。

息子：

　起きてしまった合併症があまりに強大すぎて、あたかも竜巻に襲来されたかのような、大きな衝撃を私たちは受けました。竜巻が去った後に残ったのは、疑問、衝突、感情的トラウマ、そしてドラマという名の痕跡でした。

　実際に私たちに手を差し伸べて、人間らしい表現と人間らしい言葉で私たちとつながり、そして、謝罪する責任を感じる人がいてくれたらよかったのに、と思います。法律用語でもなく、法的な語りでもなく、必要なのは何よりも残念に思っているという感覚であり、システムに欠点

があるかもしれないと自らの危うさを進んで認める意思であり、そして、システムに変化が必要であるということを認める責任なのです。

　母は病院に手紙を書きました。その手紙の中で、母は父の治療に関する懸案事項を述べたのです。しかし病院は「訴訟を起こすおつもりですか？」と尋ねる電話をかけてきただけでした。父の死の原因になったと私たちが感じている治療に対して、保険会社が数十万ドルの大金を支払ったことを示す請求書のコピーを受け取ったとき、母は激怒したのです。

　私にとって、目先の利益が訴訟の目的では決してありません。システムの教育が訴訟の目的なのです。より良いシステムにするために、システムを顕微鏡の下にさらすのです。

　時間は悲しみを癒します。しかし、多くの問いが答えられないままになっている場合、時間は癒しにならないのです。そしてそれは私たちにとっていまだに折り合いを付けることができない、非常に困難なことなのです。

　この物語では、患者や家族と医療者との間の信頼とコミュニケーションが、さまざまな仕方で破綻する様子が描かれている。このプロセス全体を通して、透明性および医療者からの敬意の欠如、継続した説明責任の欠落、そして、思いやりの欠乏が露呈しているのである。このケースに特徴的に見られるのは、医療者や病院の代表者らがダメージを受けた患者・家族との関係性の修復に着手できたはずなのに、数か月にわたって、彼らがやり損なってしまった、あるいは、単純にする気が無かったがゆえに逃されてしまった、多くの機会なのである。

　しかしながら、医療エラーによって影響を受けるのは患者や家族だけではない。医療エラーに関するよりいっそうの透明性を提唱してきた先駆者の1人が、ミネソタの小さな町の家庭医であるデビッド・ヒルフィカー医師である。1984年、彼はニューイングランド医学雑誌（*New England Journal of Medicine*）に、ある事例に関する個人的な考えを書いた論文を投稿した[3]。流

23

産による胎児死亡と思っていたケースが、実は健康な胎児であったにもかかわらず、誤って子宮内容除去術（中絶）を施行してしまったという恐ろしい医療エラーについて彼は書いたのである。当時としてはまれに見る正直さを示し、彼は隠し立てせずに、何が起きたのかを女性とその夫に告げた。家族に与えてしまった深い苦しみを十分に認める一方で、彼の目的は、この出来事の痛みを医師の視点から描写することであり、また、彼の経験から医療文化および社会が、これら医療者側の個人的な失敗を伝統的にどのように見てきたかを一般化することであった。彼は以下のように考察している。

　医療における過ちの潜在的結果が計り知れないほど大きいがゆえに、医療者が心理的に健全な仕方で、エラーに対処することはほぼ不可能である。医師や患者と同様に、ほとんどの人々は医師が完全であるという期待を深く心に抱くものである。ほかの人と同様に医師も過ちを犯すという単純な人生の事実を受け入れる用意ができている人は一人もいないように思われる。

　医師の過ちがもたらす重大な結果、度重なるエラーの機会、結果が芳しくない場合の医師の責任の所在の不確実性、そして、「過ちは必ず起こる」という事実を否認する医学や社会、これらすべてが医師に耐えがたい矛盾をもたらす。医師は自らの過ちに強い恐怖心を抱く一方、非常に大きい衝撃に情緒的に対処することが許されないまま、決断し続けることを強要され、その決断のいずれかが、医師を同じ落とし穴に導いてしまうのである。

　ある時点で、私たち医師は自分たちが犯した過ちに向き合わなければならない。医師は自分たちのエラーおよびそれらの結果を医師自身が認めることを許さなければならない。医師はこれらのエラーに対する自身の感情的な反応に対処する健全な仕方を見つけなければならない。完全という名のくびきがなかったとしても、医師の職務はなお十分に困難なものである。

当初、ニューイングランド医学雑誌の編集者らは、このエッセイが回復不

可能な個人的かつ専門的なダメージをヒルフィカー自身に与えかねないとして、出版しないようヒルフィカーを説得しようと試みた。しかし彼は勇敢にこのエッセイの出版を推し進め、結果的に、彼の物語はこの分野の古典となった。その理由は、彼の物語が伝えるメッセージの内容もさることながら、数世紀にわたって医療エラーを医療のタブーとしてきた医学の中の文化的態度を転換するうえで、彼の物語は大きな影響を与えたからである[4]。

多くの医師や看護師にとって医療エラーという経験は、自身が個人的・専門的に成長するうえで、重大かつ永続的な影響を与え続ける出来事となっている。本書の共著者の1人であるロバート・トラングは、20年前に小児科研修医としてそのような体験をした一人である。以下は、われわれが実施したワークショップの中で、彼が語った物語である。

　3年目の小児科研修医として働いていたある日の夕方、私は39.4度の熱と風邪の症状を呈していた9か月の男の子を診ていました。私は培養のために採血し、白血球測定を終え、頭痛薬を彼に与えました。その後、私はほかの患者さんを診察し、約30分後に男の子の状態を確認しました。その時点では、彼の熱は下がり、元気を取り戻していたので、私はウイルス性の上気道感染症と診断して男の子を帰宅させました。

　次の日の朝、男の子の血液培養からグラム陽性双球菌が検出されたという知らせが臨床検査室から入りました。両親に連れてこられた男の子を集中治療室に入院させ、最終的に肺炎球菌性敗血症と髄膜炎であることが判明したのです。彼は助かったものの、神経学的に壊滅的ダメージを受けていました。最終的に私たちは気管切開され栄養チューブが挿管されたままの彼を、リハビリテーション病院へ転院させる手続きを取りました。

　その同じ朝、私はチーフレジデントの部屋に呼び出され「ボブ、いったい何があったの？」と尋ねられました。私は、なぜ自分の判断が疑問視されているのか困惑しながら、自分の取った行動を彼女に説明しまし

た。すると彼女は「そうね、でも男の子の白血球数はどうだったの？」と私を問い詰めました。その瞬間、私は自分が依頼していた全血球算定の結果を確かめるのを忘れていたことに気付いたのです。実際のところ、白血球数は4万を超え、左方移動が認められました。もし私がこの結果を見ていたら、決して男の子を家に帰していなかったでしょう。ましてや抗菌薬を与えてそのままにしておくなどもってのほかです。

　私は落胆し、そして、次に起こった思わぬ展開に驚きを隠せませんでした。チーフレジデントは同情した表情で「ボブ、今回は、優れた研修医であるあなたらしくない一件でした。この件がプログラム内のあなたの同僚や教職員の耳に入るのはあまり好ましくないので、今回は私とあなただけの秘密にしておきましょう……そして、繰り返さないように」と諭したのです。私は深く感謝し、そして、彼女の判断に従うことにしました──もし私に責任があるこのエラーが広く知れ渡ることになれば、それは職業上、私にとってあまり良いことではないと感じたからです。

　チーフレジデントになった私はその後、その男の子を数年にわたって、誤嚥性肺炎で病院に数回入院させました。私の友人や同僚は「本当にあったこと」を知ることはなく、もちろん家族が真実を知ることは決してありませんでした。その後、私はその病院を去り、国内のほかの地域へ移ったので、彼のその後を知る由もありませんでした。しかし過去20年の間、私は何度も「果たして彼はまだ生きているのか」と思案し、そして「私のエラーが彼と彼の家族に与えた影響」に思いを巡らしてきたのです。

　今日、この対応が最善であると主張する人はおそらくだれもいないだろう。しかし、この事例は（医療エラーを取り巻く状況に関して）「何が変わり、そして、何が依然として変わっていないか」をよく考える絶好の機会を与えてくれる。多くの改善がなされてきてはいる。重要な検査結果の見逃しを最小限にするためのシステムが導入され、若手の研修医は指導医によって

より堅実に指導されるようになっている。医療界全体に目を向けるならば、医療組織内での過ちに対する開かれた雰囲気の浸透、医療エラーにおいてシステム要因が果たす作用への関心の高まり、そして、起こった過ちを吟味する医療組織側の意気込みの高揚が見られる。

　しかしながら、問題を取り巻くほかの局面は、あまり変わっていないように見える。医療者らは依然として、知識もなく委縮していて適切な質問をすることができない患者や家族に対して、エラーを開示することに積極的ではない。医学教育を経て10年以上経つ医療者のほとんどは、エラーについて患者と話をするとき、十分に注意するように教えられてきた。あからさまに過失を認めてはいけない、そして、何があったのかを患者や家族がしつこく尋ねる場合は、丁重に詳細な説明をするのを避け、必要に応じて弁護士事務所へ引き継ぐ、という具合である。実際のところ病院は、患者や患者の弁護士が医療エラーの分析に必要な特定の情報にアクセスするのを防ぐために、ピアレビューによる審査の仕組みを整備してきた。しばしば、この過失に関する情報の非開示は、患者が希望を失いかねないという理由で末期診断を患者に告げない行為に似た、慈悲深い行為とみなされてきたのである。

　この物語はまた、これらの状況下で表出する別の緊張も描写している。それはすなわち、同僚との関係性、友情、そして忠誠が医療の中で果たす役割にまつわる緊張である。医療エラーは、専門家としてのキャリアに破壊的な影響を及ぼす可能性がある。長く臨床の現場にいる者であれば、だれもがエラーに関わったという理由で、実際の責任にまったく不釣り合いに見える不利益を専門家として余儀なくされた人を見たことがあるだろう。この専門職キャリアに関わる衝撃に加えて、関与した医療者は職務に支障を来すトラウマに苦しみ、しばしば長期に及ぶリハビリテーションを必要とする場合もある。極端なケースでは、臨床に戻ることが不可能となりかねないのである。

　医療では思いやり深い専門家になることが推奨されるが、我われが医療エラーに対処する際、友情や忠誠はどのような役割を担うべきだろうか？　上記の物語では、チーフレジデントはこの過失がもたらすであろう厳しい結果

から、この若い研修医を守ったことは間違いない。しかし、そのような忠誠や保護には、患者や家族が支払う高価な代償が伴うのである。また医療システムも同様に、同僚に誠を尽くし、保護することによって、ラボ検査結果の確認ミスという事例から学ぶ機会を失い、そして、システムを改善することによって同じような悲劇的な結果から未来の患者を守ることができるための好機を失うという代償を支払わなければならないのである。

　変化は進まず、今日でも、先の医療者の個人的な物語が、医療安全に関する重要事項を示し、そして、推進する強力な原動力となり続けている。2008年には、マサチューセッツ総合病院の一般・消化器外科長であるデビッド・ラトナー医師が、ビデオのインタビューで自身の医療エラーについて次のように述べている。

　　　それは部位誤認手術でした。どちら側かという側性問題で、医療記録が示す側の反対に病巣はあったのです。それはとても奇妙な体験でした。なぜなら、こういうことが起こることをいつも恐れていたのにもかかわらず、実際にそれが起きたとき、私はまったく気が付かなかったからです。

　　　私が摘出したほうが正常な腺であると言われ、戻ってレントゲン写真と報告書を確認したとき、私は自分の愚かさを嘆きました。私は本当に申し訳なく思いました。それは本当につらい体験でした。

　　　この事件をきっかけとして、私は医療安全推進に関心をもつ決心をしました。医療安全に関わるいくつかの委員会の委員になることを志願し問題に向き合うことを選んだのです。

　　　「信じがたい」という表現が、この事件のすべてを物語っています。私はだれよりもこうした事態とは無縁の人間だと考えていました。私は性急に仕事を済ませる医師ではなかったし、毎日忙しいスケジュールに追われていたわけでもありませんでした。書類作成もよくできたと思っていました。でも、それは起きたのです。したがって、もしこうした事態が私に起こるのであれば、それは確かにだれにでも起き得ることなの

です。

　医療エラーが医療者へ及ぼす影響に関する以下の論考は、エラーによる患者や家族への影響よりも、医療者へのそれがより重要であるということを示唆するものではない。ましてや、「犠牲者を批判」する企てではないことは確かである。しかしながら、これらの物語は、医療エラーが医療者に及ぼす影響を、伝統的に正面から認めてこなかったことを浮き彫りにするのである。実際のところ、システムの欠陥がしばしば医療エラーを引き起こしているという事実が広く周知されているにもかかわらず、関与した医療者は、まさに文字通り、これらの事件の「第二の犠牲者」であることが示されている[5]。いずれにせよ、我われは医療者個々がこれらの事件に適正に対処することを助け損なっているのであり、これが結果的に、彼らが問題を患者と共に解決すること、そして患者との関係性を維持・回復することを妨げる一因となっていることは疑う余地がないのである。

　しかしながら、詳細は本書第3章で述べるが、医療エラーを取り巻く状況は前進している。2006年にはハーバード関連病院が、*When Things Go Wrong*「医療事故：真実説明・謝罪マニュアル」と題した合意文書を共同作成している[6]。この画期的な文書は、多くの人々が明らかだとわかっているにもかかわらず、これまで支持を表明する人が少なかった原則、すなわち、患者や家族とコミュニケーションを図ることは「正しいこと」という原則を、勇敢にはっきりと述べている。しかしながら、この文書は患者とのコミュニケーションをどのように上手にやっていくかに関する詳細は述べていない。次に紹介する最後の物語は、再び共著者の1人であるロバート・トラングの物語だが、善意でさえも十分でない場合があることを示す物語である。

　　盲腸炎を発症した白血病の3歳児がICUに入院してきました。私たちは病棟で児を担当してきた腫瘍グループと、児の治療についてくわしく話し合いました。次の朝、病棟で私は児の処方内容とがん専門医らの提言を見比べたところ、彼らは2mg/kgのソル・メドロールを勧めていたのに、私たちは1mg/kgだけ児に処方していたことに気付きまし

た。児が置かれていた状況下では、この違いが医学的にそれほど重要ではないことを私は知っていたものの、私たちは薬のオーダーを変更して治療を続けたのです。

　その日の午後、児の父親と話すために、私は児の病室に立ち寄りました。私は児が抱えるすべての問題に関する新しい情報を父親に報告し、がん専門医と密接に協力しながら治療を進めていることを再度伝えて、父親に安心してもらうように努めました。私は何気なく、がん専門医の勧めに応じて、昨晩投与したステロイドの量を倍増したことを父親に伝えました。何事もなく部屋を出て行こうとした私を父親が呼び止めました。

　「ちょっと待ってくれ」と彼は言いました。「息子は昨晩、投与されるべき量のたった半分しかステロイドは投与されていなかったということか？　息子の化学療法にとってステロイドはとても重要なのに、こんな間違いを犯すなんて信じられない。どうやったらこんなことが起こるんだ？　ここはかの有名なハーバードの病院なんだ。いったいこの病院はどうなっているんだ？　もうあなたを信頼できないのは明らかだ。今から私と妻は、あなたたちが同じ間違いを犯さないように、息子のそばですべての投薬を四六時中点検せざるを得ない」。

　私は父親に、今回の件は彼の治療に重大な結果をもたらすようなことではなく、むしろ免疫がすでに抑制されている彼の息子にとって、ステロイドの減量投与というエラーは逆に、感染と闘ううえでよかったかもしれないとまで伝えたのです。予想通り、父親は私が自己防衛を図っていると非難してきました。もうこの頃には、父親の手は汗びっしょりで、ベッドの周りを行ったり来たりして、常に動き回っていました。時折、落ち着きを取り戻した彼は、「これを私に話す必要はなかったんだよ。正直に話してくれたことはうれしかったが、でも、なぜこんなことが起きたのか今でも信じられないんだ」などと話していました。

　この会話が良い結末を迎えることはありませんでした。約45分間話

した後、私は行かなければならないことを父親に告げ、また話をするために戻ることを伝えました。私たちは多くの会話を重ねましたが、しかし解決には至りませんでした。不幸なことに、彼の息子はこの入院で帰らぬ人となってしまったのです。そして父親の心の中には少なくとも、私たちのステロイドの投与エラーが息子の死に関係していたのではないかという疑問が残ることは間違いないでしょう。

　私はとても混乱しながら部屋を後にしました。医療エラーに関して私たちは患者に正直であるべきだと私は心の底から信じていました。しかしこの出来事は、正直さは医療エラーをめぐるパズルの一片に過ぎないということを、私に教えてくれたのです。

親身になって患者や家族と上手に対話をするには、単に率直かつ善意の態度で向き合うだけでは十分ではない。一方でどう対処したとしても、失敗に終わらざるを得ない場合もあるが、この事例に関しては、多くの改善機会があったにもかかわらず、拙い開示によって信頼が破綻し、それが修復されることはなかったのである。このケースが示す教訓こそが、まさに本書の目的である。有害事象および医療エラーの余波が残る中での会話は、非常に困難かつ複雑であるが、しかし、ある特定の原則やガイドラインの知識を知ることによって、医療者は自信をもって、上手に患者や家族と関わる能力を向上させることができるのである。

第2章

医療エラーとは何か？

　本書は、有害事象（adverse events）と医療エラー（medical error）の後に続く困難な対話に関する本である。しかしながら、我々が推奨する原則と指針を適切に構成するために、定義、歴史的検討、そして、概念的区別といった背景を論じておくことが必要である。
　過去数年間における医療安全推進運動の成熟には目を見張るものがあるが、共通の定義、カテゴリー、および、概念を均一的に設定する努力は、依然として実を結んでいないのが現状である。実際、「医療エラーと医原性の損害に関する言葉の混乱が困惑をもたらしつつ展開している」ことを例証するために、バベルの塔のイメージが利用されている[7]。
　ジェームズ・リーズンは、ヒューマンエラーの性質を探究した影響力のある研究の一つとして知られる自身の著作 *Human Error*「ヒューマンエラー」の中で、次の仮の定義を提案している。——事前に計画された一連の精神的・身体的活動過程が、意図した結果を達成できず、これらの失敗がほかの偶然的作用の介入によるものでないとき、これらすべての出来事を包含する用語として、エラーという言葉が採用される[8]。リーズンは続けて、顕在的

エラーと潜在的エラーの区別を含む、エラーを分類する方法を説明している。影響力の大きい彼の研究の中でも、特に潜在的（システム的）エラーの性質、および、その複雑性に関する理解は、今でも医療分野に多大な影響を及ぼしている。

　この背景の下、医療安全に関連したいくつかの医療エラーの定義が登場してきた。連邦医療政策・調査庁（The Agency for Healthcare Research and Quality：AHRQ）は、患者に害を与える結果となった、あるいは潜在的に害を与え得るような「取られた行為」、あるいは、「取られなかった行為」を医療エラーとみなしている。AHRQはさらに、一般的なエラーのカテゴリーとして、たとえば「顕在化した失敗（failure）」対「潜在的な状態（latent conditions）」、および、「スリップ（slips）」対「過ち（mistakes）」などの区別に言及している。質に関する省庁間連絡調整委員会（The federal Quality Interagency Coordination：QuIC）タスクフォースは、有害事象の予防可能性に焦点を当てたうえで、医学知識の現状において、予防可能な有害事象を医療エラーとみなしている。この考え方は、医療安全推進運動の指導者によって援用されてきた、最も簡潔な医療エラーの定義である「予防可能な医療上の有害事象」に反映されている[9]。

　他方、エラーが実際に発生したか否かを決定する方法に焦点を当てる定義もある。たとえば、スミスとフォースターは、ある行為（ないし、ある不行為）が、もし熟練した見識のある同僚によって医療エラーと特徴付けられたならば、それは医療エラーであると提案している[10]。彼らはさらに医療エラーを、技能のエラー、規則のエラー、ないし、知識のエラーという3つのカテゴリーに分類することを提案している。彼らはこの用語の対象を、故意ではない行為に限っているものの、患者に害が及ぶ前に発覚した過ちも、定義の中に含めている。

　*Nursing Ethics*誌に掲載された論文の中で、ナンシー・クリガーはより一般的ないくつかの医療エラーの定義を検討しており、その後、倫理的観点から見た医療エラーの4つの特徴を次のように提案している。①故意ではない

（意図性の欠如）（悪意のある行為／不行為は「過ち」ではない）。②害は必須ではない（しかしながら法的過失を立証するために、害は必要かもしれない）。③選択という要素がある（既定されている行為は「過ち」を含むことができない）。④選択の要素に基づいた責任が存在する（有責性）[11]。

この分野の学者、医療関係の官庁、そして民間団体が、医療エラーを異なる仕方で定義していることに気付くことに加えて、何をもってエラーとみなすかという点において、医療者と患者は独自の見解を抱くかもしれないことに注意することが重要である。たとえば、手術室でのチームメンバー（看護師、麻酔医、外科医）と患者に関する研究の中で、すべての回答者がエラーを「業務基準からの逸脱」とみなしていた[12]。この研究では、業務基準が曖昧と思われるとき、関係者は事故（accident）を「不可抗力のもの」あるいは「うっかりした過失」とみなしがちである。これらの状況の中で、彼らはさらに有害事象の重大さを、エラーが実際に生じたか否かの判断に関連付けて考える傾向がある。

何をもってエラーとみなすかに関して、患者は医療者と異なる見解をもっているかもしれないと、ある研究は報告している。たとえば、患者−医療者関係の崩壊、医療機関へのアクセスのしづらさ[13]、乏しいコミュニケーション能力・対人能力、そして、出来の悪いサービス全般[14,15]などを含む、より広いエラーの概念を患者はもっているように思われる。「過ち」に対する患者による認知反応を検討したほかの研究によると、患者は電話で受けた伝言の伝達ミス、時機を得た予約が取れないこと、無礼な振る舞い、時間不足や注意不足などのさまざまな活動をエラーと解釈していた[16]。

「エラー」という用語に対して、「有害事象」は患者に内在する疾患によってではなく、むしろ、医療的管理によって生じるあらゆる被害を指す用語である。たとえば、QuIC特別作業班はルシアン・リープとその同僚[17]に倣って、有害事象を「医療的管理によってもたらされ、ある程度の障害に至る結果を招いた被害」と定義している[9]。米国ヘルスケア・リスク・マネジメント協会（American Society for Healthcare Risk Management：ASHRM）は「有

害事象」を、診断、治療、手術に起因するマイナス、ないし、悪い結果を指す用語として使っている。またASHRMは、期待されていた治療と著しく異なる治療がもたらした結果を指す用語として、「予期せぬ結果」（そして、しばしば「好ましくない」結果）といったほかの言葉を使用している。これらの定義の中で、有害事象はエラーの結果であり、予防可能で、法的責任を伴うと前提している定義は無い。さらにAHRQはこの点に関してより明確に、有害事象が生じたという確認が取れたとしても、それはエラー、ないし、過失（negligence）を示唆するものではないと指摘している。

　州と連邦のさまざまな法律ごとに、特定の意味が「有害事象」および、類似用語に付与されており（たとえば、連邦規則の下で有害事象とは、臨床研究における報告されるべきあらゆる予期せぬ医療問題を意味しているのに対し、ワクチン報告法、および、さまざまな州法の下では、明らかな有害事象が報告されることとされている）、そして健康関連団体によって利用されており（たとえば、医療機能評価認証合同委員会［Joint Commission］は報告可能な「センチネルイベント（sentinel event：重篤な有害事象）」という特定の定義を採用している）、混乱の一因となっている。

　本書での我われの目的に合わせて、本書では米国医学研究所（Institute of Medicine：IOM）の報告書である *To Err Is Human*「人は誰でも間違える」[1]の中で導入された以下のエラー、および、有害事象の定義を採用する。

　　エラーとは、意図した行動が意図通りに完結されなかったこと（例：不履行）、あるいは、目標を達成するために誤った計画を採用すること（例：計画の誤り）と定義される。

　　有害事象とは、患者の基礎疾患ではなく医療的管理によって生じる被害を指す言葉である。エラーに起因する有害事象は「予防可能な有害事象」とする。

　　予防可能な有害事象の下に位置して下位小集団を構成し、過失を規定する法的基準を満たすのが、過失有害事象（negligent adverse events）である（たとえば、提供された治療が果たして、当該患者を

治療する資格を有する標準的医師によって提供されることが当然期待される標準治療に準じ損ねているかどうか)。

ほかの有用な概念として「ニアミス(near miss)」があるが、これはQuIC報告書の中で「事故や怪我、あるいは疾病という結果に終わりかねなかったのに、偶然、あるいは適時な介入によってそうならなかった出来事、あるいは、状況」と定義されている。これらの3つの概念を**図1**に示す。図に示したように、医療エラーによって生じる有害事象は非常に少なく、そして、エラーが有害事象に終わるのも非常にまれである。たとえば、ある投薬エラーの研究によると、すべての投薬指示の5%にエラーが見られたが、この5%の事案全体のうちわずか1%だけが有害事象に終わる結果となった[18]。

IOMの定義は極めてわかりやすいように見えるが、多くの曖昧な部分が残されている。ジョン・バンジャは、次の仮想例を用いてこのジレンマを描写している。——優れた外科医であるスミス医師は、ジョーンズ氏の腹部手術を執り行う予定だった。ジョーンズ氏はこれまで多くの腹部手術を経験してきたので、それに伴うたくさんの瘢痕があることが予期されていた。手術中の細心の配慮にもかかわらず、スミス医師は腸を裂傷させてしまい、さらなる手術が必要となってしまった[19]。

スミス医師は果たしてエラーを犯したのだろうか? IOMの定義に照らし合わせるならば、この裂傷は有害事象であることは明らかであり、症例管理の一環で望まれない結果が起こったのであれば、エラーを犯した人がいなければいけないと多くの人はみなすかもしれない。けれども、悪い結果の責

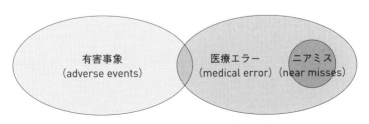

図1　有害事象、医療エラー、そしてニアミスの相関関係

任をだれに負わせるかを考えるとき、細心の注意が必要であることを、この仮想例は鮮明に示している。以前の外科的処置の多さから予想される困難を踏まえるならば、スミス医師は確かにジョーンズ氏にこの種の合併症の可能性を知らせる義務があったとはいえ、この有害事象は当然医療エラーではなく、予見可能な外科的合併症とみなされるべきなのである。

　このようなケースの繊細な性質を取り扱うために、アルバート・ウーはより微細な医療エラーの定義の仕方を提案している。ウーはエラーを「患者にとってマイナスの結果を潜在的に伴う行為あるいは不行為で、それが起きた時点で熟練し知識が豊富な同僚によって誤りと判断された行為」[20]と定義しているが、これは上記のスミスとフォースターの概念に近いものである。IOMの定義ほど簡素ではないものの、この定義は現代医学の現実と複雑さをよりよく反映している。もちろん、この種の定義を適用するためには、臨床的判断が求められることは言うまでもない。グレーゾーンに入る症例に関して、果たして特定の出来事がエラーか否かを決定するためには、公平な専門家グループによる検討といった何らかの裁定プロセスを経ることが必要とされるかもしれない。有害事象がエラーによって引き起こされたか否かを断定することは、たとえ注意深い事象分析の後であっても、往々にして困難になることがあるのである。

　最後に、本書を通して使用する用語に関して、2つの重要な点を強調しておきたい。1つ目は「有害事象と医療エラー」という語句についてである。図1に描かれている諸概念を結び付けるのがこの語句である。もちろん、不都合な出来事が果たして有害事象なのか、それとも医療エラーなのかを同定することは、関与した人々すべてにとって非常に重要であることを我々は認識している。しかしながら、これらの概念は開示のために、一般的に同じ仕方で取り扱われているので、我々は本文全体を通して、これらの概念をひとまとまりとみなして使用する傾向があることを強調しておきたい。

　医療者は通常、有害事象直後の余波の只中で、有害事象がエラーの結果なのか否かを知ることはできない（部位取り違え手術といった限られたいくつ

かの明らかなエラーなどを除く)。以下でより詳しく検討するが、有害事象に対する最初の印象のほとんどは不十分であり、また、完全に誤りだという印象をもつこともある。しかしながら、事件が最終的にエラーによるものであろうとなかろうと、患者には何が起きたのか、そして、今後の治療に与える影響を知らせる必要がある。この患者へのメッセージに加えて、責任あるかたちで有害事象の十分な調査が実施され、明らかにされた調査結果がタイムリーに患者へ報告されなければならないのである。

2つ目の重要な点は、我われの「情報開示(disclosure)」という用語の使い方に関することである。この主題に関する学術文献、および、慣例では「医療エラーに関する情報開示」という言い回しが好まれる傾向がある。この文脈では、残念なことに、「情報開示」という言葉は医療者が隠したい秘密を自白することを強要されるという印象を与えてしまう。英国などのいくつかの国は、この用語を完全に廃止し、その代わりに「ビーイング・オープン(隠し立てしない)」というより幅広い概念を採用している。ASHRMは病院の指針策定について、この問題に以下のように対処している。

> 指針を定めるとき、採用する言葉を決定し、そして、その言葉の影響を見定めることが重要である。「情報開示」という言葉を使ってしまうと、そのような方針を立てないことの結果が「非開示である」という印象を与えることがよくある。代わりに「コミュニケーション」といった積極的な言葉を使うことで、この印象が回避され、前向きな文化的メッセージが伝達されるかもしれないのである。

私たちはこの見方に倣って、本書では可能な限り「有害事象や医療エラーに関するコミュニケーション」といった言い回しを使用するように努めつつ、しかし、情報開示という言葉を使うことで、検討中の論点をより正確に描写することが可能になる場合は「情報開示」を採用していく。

第3章

医療安全推進運動の概観

　医療エラーはもちろん、新しい問題ではない。患者の存在に常につきまとってきた問題である[20, 21]。しかしながら治療に関わる専門家、医療者や医療機関の種類が増加するなど医療制度が複雑に進化したこと、また技術や薬剤が進歩したことによって、医療エラーをはじめとする有害事象の発生する場面が増加した。

　1980年代、ダン・バーウィックやポール・バターダンといった先見性のある活動家は、安全で良質な医療の提供に危険が迫っていることを指摘した。彼らは自身の専門領域において新たなアイデアを試すとともに、ほかの産業分野での取り組み（トヨタ、ベル研究所やNASAなど）を参考にし、デミングやジュランといった品質向上の専門家に学んだ[22]。1990年代に発表された医療エラーの頻度を示す数々の著名な研究成果もまた、医療エラーの拡大にさらなる注目を集めた[23]。

　1991年、ボストンの研究者がハーバード・メディカル・プラクティス・スタディの結果を報告した[24]。この研究は1984年にニューヨーク州の急性期医療施設から無作為に抽出された3万件以上の診療記録を調査したもので

あった。調査結果によると、入院患者の 3.7% について有害事象が発生し、そのうち過失に由来するものが 28% であり、また有害事象が発生したもののうち 14% が死に至っていた。この調査で確立された基準によって有害事象の測定が可能となり、米国をはじめとする各国における有害事象や医療エラーの発生頻度に関する調査の基礎を築いた[25]。

　ボストングローブ紙の記者であり若い母親でもあったベッツィ・リーマンが薬の過剰投与によってダナ・ファーバー癌研究所（Dana-Faber Cancer Center）で死亡した事件は新聞で大きく取り上げられ、世界的に有名な病院であってもエラーが起こり得るという不安が広まった。1996 年には米国医師会（American Medical Association）、米国科学振興協会（American Association for the Advancement of Science）、退役軍人援護局（Veterans Administration）、医療機関評価認証合同委員会（Joint Commission on Accreditation of Healthcare Organizations：JCAHO）などを含む数多くの関係団体が医療安全に関する会議を開催した。そして 1998 年、大統領諮問委員会（the President's Advisory Commission on Consumer Protection and Quality in the Health Care Industry）の報告書で医療エラーは医療産業が直面する四大問題の一つとして位置付けられた。これらの出来事は 1990 年代において最も重要な、米国医学研究所（Institute of Medicine：IOM）の報告書の端緒を開くことになった。

「人は誰でも間違える」IOM 報告書

　ダン・バーウィックやルシアン・リープをはじめとする数多くの医療安全推進運動の活動家の協力を得て、IOM が米国における医療の質プロジェクト（Quality of Health Care in America project）に着手したことが医療安全推進運動の分岐点となった。2000 年に発表された IOM 報告書 *To Err Is Human*「人は誰でも間違える」がこのプロジェクトの最初の標石となった。この報告書の推定したところによると、毎年 4 万 4000 〜 9 万 8000 人が医療エラー

表1　米国医学研究所（Institute of Medicine：IOM）の勧告

- 有害事象に関する全国的強制報告システムの施行
- 医療安全改善のための連邦および州政府による予算の増強
- 自発的に提供された情報に関する秘密保護の追加
- エラーに関する情報の共有を促進するため、院内で非懲罰的システムを採用すること
- 安全な医療のための実践基準を策定すること
- 安全な医療を促進するために、医療消費者によるインセンティブを活用すること
- 安全な医療を促進するために、支払いと賠償責任システムを連携させること
- 医療に関わる人々に対し、方策の知識や教育を広めること
- 医療安全推進運動への患者の関与を増強すること

(*To Err Is Human*, 2000)

によって病院で死亡し、その結果170～290億ドルの費用がかかっていた。調査団は医療がリスクフリーな事業ではないことを認めつつも、エラーの頻度とそれにかかる費用はほかのハイリスクな業界のそれに比べ段違いに高いことを指摘した。

　IOMによる2000年の報告書は、医療業界内に広く懸念を生じさせただけではなく、医療エラー問題を公的な議論の課題とし、多くの人々の医療に対する信頼を揺るがせた。この報告書は問題の規模を特定し、またその原因がわずかな不適格者や「腐ったミカン」によるものではないことを示唆したという2点において注目に値するものであった。不適格者によって引き起こされた医療エラーは少数にとどまっており、ほとんどのエラーは関係者の複雑で動的な相互作用やシステム上の要因によってもたらされている。したがって、このようなエラーを減らすためには新たな思考枠組みが必要となる。個人を非難するのではなく、エラーの複雑な要因を理解しそれを防ぐためにシステム全体を変革する必要があるというのである。この報告書はまた、「腐ったミカン」論によって形成された沈黙の文化の存在を強調した。このような文化の下では、医療者は病院へのエラーの報告をためらい、よって問題点を分析しそこから学ぶことが困難になる。さらに同報告書は、医療における透明性のさらなる向上のために行動することを強く促すとともに、これからの医療安全向上のための主たる取り組みの青写真となる、数多くの具体的な提案を示した（**表1**）。

「人は誰でも間違える」に対する反応

　2000年のIOMの報告書に対する反応は大きく、個人や、数多くの政府系・非営利団体、草の根運動団体による行動が惹起され、何千もの調査文書や報告書、ウェブサイト、そして教育プログラムが提案された。ここではその数点の紹介にとどめるが、専門機関や研究活動、そして（政府系・非営利団体、個人の）ウェブサイトを通して医療安全や治療の質に関する大量の情報へアクセスする方法が増えたことこそが最も重要な成果であることを述べておきたい。

　当然のことながら、医療安全を扱う文献の数は2000年のIOM報告書以降劇的に増加した。医療安全に関する書籍や研究を奨励する賞の数も急速に増加し、未発表の研究を報告する出版物も同様に増加した[26]。IOM自身もクオリティ・イニシアチブ計画の一環として、*Crossing the Quality Chasm: A New Health System for the 21st Century*「質のギャップを超えて：21世紀への新たな医療システム」を含む複数の報告書を追加的に発表した[27]。この報告書で、IOMはより良い医療システムを構築するためのステップの骨子を提示し、また患者が医療提供者に将来的に何を期待できるかを次の通り簡潔に示した。

・情報開示：知りたいことを、知りたいときに、知ることができます。治療記録を保存するのも、読むのも、理解するのも、あなたの自由です。「自分自身に関して立ち入れない事柄は無い」というのが原則です。
・安全性：治療におけるエラーがあなたに危害を及ぼすことはありません。防止システムの中で守られるでしょう。

　情報開示と安全性に関するこれら2つのテーマは医療安全推進運動、そしてこの本を通して一貫している。

　IOMの活動と並行してほかの機関や個人もそれぞれの手法で研究を続け、ランド研究所（Rand Corporation）、カイザー・ファミリー財団（Kaiser Family Foundation)、医療改善研究所 (Institute for Healthcare Improvement：IHI) といった産業シンクタンクもそのような取り組みに注目し、研究資金を提供した[23]。ある研究では問題の数値に着目した。IOMが発表した、医療エラーが高い頻度で発生し、それによって多額の費用を要しているという結論にはほぼ異論が無いように見えたが、報告書の数値に納得せず、頻度、コスト、そしてその影響に関して追加のデータを求める声も存在したのである。薬物誤用などといった医療エラーの種類に着目した研究[28-32]や、集中治療室や外来など、医療エラーの発生場所に着目した研究も行われた[33-35]。このほかにも、患者の滞在期間や死亡率に医療エラーがどう影響したかについての調査も行われた[36]。そのような中、メディケア*プログラムから医療エラーの頻度に関して有用なデータが提供された。これは2004年にヘルス・グレード社 (HealthGrades) が *Patient Safety in American Hospitals*「アメリカの病院における患者安全」と題して、3年間のメディケアの退院事例に連邦医療政策調査庁 (Agency for Healthcare Research and Quality：AHRQ) よって設定された16の安全指標を適用したものである[37]。この論文によると、2000年から2002年にかけての3年間で、計3700万人の入院患者について114万件の医療安全に関わる事件 (incident) が発生しており、その間85.4億ドルの超過入院費用がかかっている。

　2000年のIOMによる報告書以降、ヒューマンエラーの性質をエラーの原因の複雑さや組織のシステムが果たす役割などを背景に緻密に理解するよう求める、IOMの声を反映した研究や分析も行われた（あるレビューは、2000年のIOMによる報告書以降、医療安全に関する文献の主題が変化し、医療エラーに取って代わって組織的文化に最大の焦点が当てられるようになったと言及した）[26]。これらの主題に関する研究者は、心理学者や現場で働くさまざまな専門家の発見を反映したジェームズ・リーズンの古典的著作 *Human Error*「ヒューマンエラー」をはじめとする、ヒューマンエラーの性

---

*訳者注：メディケアとは、米国における高齢者および障害者向けの公的医療保険制度。

質の理解に資する既存の研究を参考にした[8]。リーズンは著書の中で、現場の医師による「顕在的エラー」と、治療現場を超えて全治療過程のどこかで断裂の帰結として発生する「潜在的エラー」を区別した。リーズンはまた、医療でのエラーに関するスイスチーズモデルを広め、患者に危害を与えるエラーの大多数は複数のエラー防止システムが連続して失敗した結果発生するものであると強調した。そして潜在的エラーを確認し修正することは困難であるが、これこそが複雑なハイテクノロジー産業での安全管理に対する最大の課題であると指摘した。2000年3月、英国医師会雑誌（*British Medical Journal*）は医療安全と医療エラーに関する総特集を組んだ[38]。編集者は、IOMの報告書が米国におけるこの問題への取り組みの起爆剤になったと位置付け、総特集で登場した著者がほぼ全員米国人であることを認めつつも、ジェームズ・リーズンが英国人であり同時に当該号の重要な寄稿者であることを誇らしげに記した。

　複雑な組織におけるエラーに関するほかの研究者による知見同様、リーズンの研究もまた医療分野で有用であることが証明され、他分野でなされた指摘を医療安全推進運動に役立てようとする記事や文章が数多く現れた。2000年はまた、*Error Reduction in Health Care*「医療におけるエラー低減」が出版された年でもある。この本の内容は、システムアプローチの理論的考察に始まり具体例や変革のための提言まで、多岐にわたっている[39]。ルシアン・リープは同書の序文で医療におけるエラーの原因が複雑であること、そしてエラーの定義やその対処法に相当な変化が必要であることを強調した。2004年には安全な環境たるための特徴、いわゆる「高信頼性組織」に焦点を当てた *Achieving Safe and reliable Healthcare*「安全で信頼できる医療の達成へ向けて」という論文集が発表された[40]。ほかにも多くの研究者が、複雑な組織の作用と、安全性向上の方法の理解に貢献した。

　時期を同じくして、ほかの業界からもエラー減少に向けた有効な取り組み例が紹介された。その一つに、致命的な航空事故やニアミスへの反省から1975年に事故報告システムを構築した連邦航空業界が挙げられる。このシ

ステムは、報告を奨励するために任意で行うよう設計された。有害事象の報告は匿名化されたうえで限定的に免責され、（報告者のさらなる保護のため）第三者機関が報告を受ける[1]。同様に、他の組織で行われている多様な品質改善プログラム、たとえば、モトローラ社のシックス・シグマ戦略なども引用されている。このシックス・シグマ戦略は、エラーや欠陥の減少を目指しデータの収集・分析・利用を行うもので、これにより、医療機関でも、標準的な医療から逸脱した事象の発生率を100万回中3.4回以内に抑えられると主張されている[41]。

　エラー減少に向けたシステム的アプローチは産業界での実践例と共に理論的には支持されていたものの、医療産業において実施された例はまばらであった。システムの変革に向け前進する施設が存在する一方[42]、ほとんどの病院の懲戒規定は相変わらず無意味にエラーを「禁止」し続け、非難と懲罰をもって応じていることがデビッド・マルクスの2001年の調査で判明した[43]。エラーを完全に排除したいという願望は理解できるものの、このように強調することは医療者のエラー報告に対する忌避感につながり、組織に内在するエラーの危険性が認識されないままとなる可能性がある。マルクスは、医療安全の向上のためには医療現場の文化を変え、（「悪意のある行為」や「中毒」といった一定の行為は引き続き懲罰の対象としつつも）エラーの報告が奨励されるようになることが必要だと主張した。医療者が患者や家族と率直に対話することや、施設内での情報交換を奨励するためにも、このような慣習の変革が必要である。

　IOM報告書に対して連邦政府が示した反応はさまざまであった。主なものは以下の通りである。
・クリントン大統領はIOM報告書が発表された直後、「人は誰でも間違える」で提案された内容を評価し、医療安全の現場に流布する危険の特定と医療エラーを減らす戦略の策定のため、質に関する省庁間連絡調整委員会（Quality Interagency Coordination：QuIC）を立ち上げた。QuICは報告書で、IOMの提案をすべて支持し、連邦政府がその実現に向けて取り得る

ステップを設定した[9]。
- AHRQ もまた、現行の研究の集約と医療エラーの分析を目的とした医療安全タスクフォース（Patient Safety Task Force）の監督など、医療安全の向上に大きく貢献した。医療安全向上に役立てるため、膨大な量の臨床診療ガイドラインを集めたデータベースであるナショナル・ガイドライン・クリアリングハウスや、同様に品質測定のための情報を提供するナショナル・クオリティ・メジャーズ・クリアリングハウスも AHRQ によって創設されたものである[44]。
- 2005 年、当時上院議員であったバラク・オバマ氏とヒラリー・クリントン氏は、エラーの公表と適切な損害賠償の合意を医療者に促す法案を議会に提出した[45]。この法案は却下されたものの、同年「患者安全と質改善法 2005」（Patient Safety and Quality Improvement Act of 2005 ［Public Law 109-41］)[46]が成立し、医療者から提供された機密情報を収集・集積・分析するための医療安全団体が発足した。情報源の特定と訴訟への利用を危惧し、任意で提出された情報に関しては連邦法によってさらに堅固に保護する旨の規定が盛り込まれた。この法律は 2009 年 1 月に発効した。
- 政府はまた、金銭的インセンティブによって安全で高品質な治療を奨励すべしという IOM の提案を採用した。2006 年に始まった、公的医療保険制度に参加する医療事業者のための患者・医療の質報告システム（Patient Quality Reporting System）では、特定の指標に関する品質データを十分に報告した場合にインセンティブを提供した[47]。ほかにも、一定の当然に予防可能な状況に対しては医療費を給付しない（し、患者に直接請求することもできない）という規定など、エラーの削減に対して金銭的インセンティブを用意した。州ごとの公的医療保険制度でも、これらの「決して起こってはならない事象」については医療費を給付しないとしているものが数多く見られる。

州政府もまた、全国的な有害事象に関する報告強制システムを求める提案を採用した。2000 年に強制報告システムを有する州は 15 州であったのが、

2007年には25州に増加し、ワシントンD.C.でも医療安全のための強制報告システムが施行された。それらは多くが任意で提供された情報を一般的なピアレビューよって保護し、集積したデータを何らかのかたちで公表していた。同様にして、2000年には有害事象が発生したときの患者や家族への情報開示を義務付けていたのはたった1州だけであったのに対し、2007年には11州で類似した制度が見られた[48]。

IOM報告書への反響として、多くの私設団体も行動を起こした。医療分野での動きをいくつか挙げてみよう。

・長く医療分野における重要な基準設定者であったJCAHOは、2001年、認定プロセスの中に医療安全に関する目標を組み入れ、センチネル・イベント(重篤な事故)に関するデータベースを開発した。それ以降のJCAHOの基準は安全と質を重視し、刊行物や教育プログラム、コンサルティングサービスを通して医療提供者がこれらの基準を満たす手助けをしている。(www.jointcommisssion.org)

・IHIは世界中の医療水準の向上を使命とする非営利団体である。膨大な教育活動や10万人の生命キャンペーンや500万人の生命キャンペーンといったプログラムを通して医療安全推進運動に貢献してきた。IHIの目標は不必要なことがらの排除リスト(No Needless List)と呼ばれ、「不必要な死、不必要な痛みや苦しみ、医療提供者と患者両方にとっての無力感、不本意な待ち時間、無駄を無くし、だれも疎外されない」ようにすることである。(www.IHI.org)

・公私立の企業主、組合、保険業者、医療機構、医療事業者、供給メーカー、消費者団体、認可団体から成る全米医療の質フォーラム(National Quality Forum:NQF)もまた変革の必要性に好意的な反応を示した。2003年、NQFは治療の質を高めエラーを減らすために30項目にわたる「安全な治療」を推奨した。2008年にはNQFは500以上の取り組みや指針、実践、製品に推薦を与えた。彼らによる推薦は、医療の質を確実に証明するものだと説明されている。(www.qualityforum.org)

- リープフロッグ・グループ（The Leapfrog group for patient safety）というまた別の私的グループは、1989 年に購買力によって医療の質とアフォーダンスに影響を与えようと考える多数の企業主によって結成され、その影響力をもって医療の成果の報告を奨励した。リープフロッグ・グループはこれに基づいて病院の質を評価して公表しており、医療安全や質、アフォーダンスを向上させた病院を表彰している。（www.leapfroggroup.org）
- 1980 年に創設された米国ヘルスケア・リスク・マネジメント協会（American Society of Healthcare Risk Management：ASHRM）もまた、発足以来医療安全推進運動に積極的に関与してきた私的グループである。医療安全や有害事象に関する患者への情報開示について述べた重要な文献などの出版、弁護士業務、教育、研究といった活動をしている。（www.ashrm.org）

患者や医療者個々人も自身の有害事象の体験談を公表し、支援団体を組織した。以下に挙げた団体はその例である。

- 医療的に誘発されたトラウマ支援サービス（Medically Induced Trauma Support Services：MITSS）は、開かれた対話によって有害事象の痛みから回復することができたことに気付いた医療者と患者によって設立された。MITSS は医療における有害事象を経験した患者、家族、そして医療者に対して「回復と希望を支え」続けている。（www.mitss.org）
- "Sorry Works!" という団体は、有害事象によって兄弟を亡くしたダグ・ヴォイチュサックによって設立された（この件について家族は提訴した）。彼は、訴訟が終結するまでだれも家族に謝罪せず、病院側が決して過失を認めなかったことに衝撃を受けた。彼が設立した団体は倫理学者や消費者をはじめとする医療安全のために活動している人々から成り、有害事象の後に患者中心のオープンで思いやりのある態度で接することで、患者や家族、医療者の苦悩を緩和するだけでなく、患者側が病院に対して法的な行動に出る回数を減らすことができると信じている。彼らはトレーニングセッションやビデオのほかに、彼らの考えの概説と理想的な情報開示プログラムを掲載したハンドブックなどの文献を提供している。（www.sorry-

works.net）

　上記で挙げた活動は IOM の 2000 年の報告書によって喚起された活動のすべてではないが、連邦、州、個人それぞれのレベルで見られた試みのバリエーションの豊かさが伺えるだろう。

「人は誰でも間違える」の後：進歩したのか、否か

　「人は誰でも間違える」の公表後、医療エラーの減少のために数々の試みがなされた。しかしながら、どの試みによっても、IOM によって設定された目標には届かず、依然としてエラーの発生率は受け入れがたく高いままであると考えられた。

　その一例として、IOM 報告書の直後数年は、患者が高い確率で医療エラーを経験し続けていることが調査で明らかになっている。2001 年に行われたある調査では、回答者の 34% が自身もしくは家族の一員が医療エラーを経験したと報告した[49]。また 2002 年に行われた別の調査では、回答者のうち、医師の 35% と一般人の 42% が同様に医療エラーを経験したことが判明している[50]。同様にカイザー・ファミリー財団による 2004 年の調査では回答者の 3 分の 1 強が自身もしくは家族が医療エラーを経験したと報告した。また、回答者の 40% が過去 3 年の間に医療の質が低下したと感じ、48% が医療安全に関心があると回答した[51]。

　医療の安全性に関する一般的な調査結果もまた、医療エラーが依然として重要な課題であることを示した。ヘルスグルード社は 2000 年、2001 年、2002 年の各年度で、防止可能なエラーによって入院中に死亡した患者の人数は 19 万 5000 人に上ると見積もった[52]。2003 年に AHRQ は政府としては初めて医療の品質に関する報告書を発行し、数々の主要な病院において安全性と品質が改善に向けて大きく前進したにもかかわらず、そのほかの病院においてはあまり進歩が見られず、医療の質は病院によって大きく異なると結論付けた[53]。

ヘルスグレード社は年次報告書を通して医療安全を評価し続けている。2008 年には 2004 年から 2006 年にかけての公的医療保険制度のデータを利用した新たな研究結果を発表した。この研究によって有害事象を経験した患者の死亡率が総じて減少したことが判明し、また主だった医療安全の指標についても改善が見られた。しかしこのデータからは約 4000 万件の入院において 100 万件以上の医療安全に関わる事件が起きており、88 億ドルの超過費用がかかっていることもわかっている[54]。

　IOM 報告書が公表されてからの 5 年間を振り返る中で、改善のためのステップが取られているにもかかわらず、いまだ課題が山積していることが徐々に認められることになった[55–58]。改善された点としては、AHRQ への基金の増加や JCAHO が新たに掲げた安全目標に対する好意的な反応が挙げられた。しかしながら歩みは遅く、依然として医療エラーの発生率は高いままであった。JCAHO やそのほかの団体は大規模なキャンペーンを展開したが、部位取り違え手術をはじめとした注目度の高い医療エラーの発生頻度には変化が見られなかった。さらには医師、公衆、そして安全管理専門家の考え方がなかなか一致せず、エラーに関する情報共有を進めるためには全体的な文化の改革が必要であると指摘された。

　とはいえ、IOM 報告書から 5 年後、医療安全推進運動は急速に発展を続け、医療の質の向上を目指す運動とさらなる統合を遂げた。その後も医療安全の改善に向けた数々の多彩な取り組みが行われた。これらの動きの最大の目的の一つは安全と質に関する指標や標準の再定義であった。その成果の一部は以下の通りである。

・2003 年より AHRQ は医療機関向けに、有害事象につながる可能性のある状況の特定と、安全性の測定・比較に供する医療安全指標一覧を提供した。この指標の判断に必要な情報は病院の運営データから容易に入手可能であると AHRQ は説明している。AHRQ は全米医療の質年次報告書（National Healthcare Quality Reports）の中でこれらの指標を用いてきた。全体で見ると、医療の安全性と質は向上し続けていると見えるが、個々の報告

書には、進捗が停滞している場合もあるという批評も含まれている。2007年の報告書では、理想的な安全性と品質の実現に向け今まで改善した点と、残る課題についての総括が試みられた。彼らはその中で①医療の質は向上し続けてはいるものの進捗が遅い、②病院間の格差は一定の項目については減少しているものの完全ではない、③医療の安全性については2000年に比べ向上したが、いまだ多くの課題が残る、と結論付けた[59]。

・AHRQはまた、安全性を実現する文化の有無を医療機関が自己判断するための調査を展開した。医療安全を実現する文化の鍵となると考えられる分野に焦点を当てたもので、自己申告の内容を反映した結果となっている。2007年、2008年、2009年の結果は酷似しており、うち2009年の結果については図2に示した通りである。興味深いことに、非懲罰的な環境こそが安全性を実現する文化形成の要であると考えられているにもかかわらず、機関がエラーに対して非懲罰的な対応をしているかについてのスタッフからの評価を反映した項目は、全体で2番目に否定的な意見を集

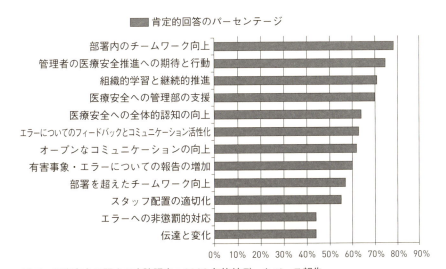

図2　医療安全に関する病院調査：2009年比較データベース報告
出典：AHRQ Publication No. 09-0030, April 2009. Agency for Healthcare Research and Quality, Rockville, MD. Used with permission. htrp://www.ahrq.gov/qual/patientsafetyculture/

めた。

・NQF もまた 1999 年以来、安全基準や測定方法の改善と普及のために積極的に活動してきた。NQF は 2006 年に、絶対に発生してはならないと考えた「報告すべき深刻な有害事象」のリストを公表した。これらの項目は医療業界において「決して起こってはならない有害事象」として広く知られるようになった。リープフロッグ・グループはこれをもとに、「決して起こってはならない有害事象」が発生した場合に、謝罪し、安全管理機構に報告し、根本原因分析を行い、当該有害事象に直接関わる医療費の請求を放棄することに合意した病院を表彰した。

・AHRQ はより焦点化された品質評価基準の策定のため、米国小児病院・関連施設協会（National Association of Children's Hospitals and Related Institutions：NACHRI）と提携した。NACHRI は特定の種類（小児集中治療室におけるカテーテル関連血流感染［CABSIs］）の有害事象の防止に焦点を当てた多年度事業を行っている。NACHRI は初年度に参加施設において CABSI 有害事象が 43% 減少したと報告している。具体的にはおよそ 275 件の感染と 40 人の死亡を防止し、また 900 万ドルのコスト削減を実現した。

研修医による治療、特にその勤務時間もまた、安全性の向上が期待できる分野として挙げられる。1984 年にニューヨーク病院の救急外来で亡くなったリビー・ザイオンの著名な事件もきっかけとなり、研修医の勤務スケジュールが医療安全に影響を及ぼすか否か、関連性を明らかにしようと（ザイオンの死後発表されたベル委員会のレポートをはじめとして）さまざまな研究が試みられた。睡眠不足がもたらす影響に関しても研究（研修医が業務で求められる的確さや熱心さとの相関も含む）が進んだことで、卒後医学教育認定評議会（Accreditation Council on Graduate Medical Education：ACGME）は 2003 年、研修医の労働時間に制限を設けた。このような制限の効果についてはいまだ論争もあり、ACGME は若い医師の教育における重要な要素を保持しつつも安全な医療を提供するという課題に応えるためにどのように医

学教育が変わっていくべきかを広く探索している[60]。

　もちろん、1999年から2008年の間には医療の安全性と質の向上に向けた取り組みがほかにも多数行われた。これらの取り組みの結果、ルシアン・リープのような医療安全の進歩に楽観的な見方も現れた。医療安全推進運動の活動家の一人である彼は2007年、有害事象の完全撲滅は現実的なゴールたり得ると指摘した[61]。確かに、ピーター・プロノボストと彼の同僚はICUにおけるカテーテル関連血流感染を減少させる介入について報告し、この合併症の発生率をゼロ近くまで劇的に減少できることを実証した[62]。リープはこのようなめざましい実証研究のほかに有害事象の廃絶に資する要因として、トレーニングにおけるシミュレーションのさらなる活用、より精巧な有害事象の認定方法、医師の能力を保証する国家的努力、エラーを公開する必要性の認識、保険業者が「決して起こってはならない有害事象」に対して保険金支払いを拒否することを挙げた。いくつかの病院がリープに賛同し、すべての有害事象の廃絶に向けて変革に取りかかった[63]。

　しかし、すべての有害事象を廃絶しようとすることの是非に疑問を投げかける人々もいた。「ゼロというのは理想の死亡率なのだろうか？」と題された挑発的な論説では、トーマス・リーと同僚たちが思いがけない影響がもたらすリスクについて警告している。彼らは先天性大動脈弁狭窄症にバルーン弁形成術を用いた症例を素材に検討した。安全性だけを追求するのであれば、循環器内科医はできる限り小さいバルーンを使うことに意欲を見せるだろう。なぜなら、そうすることで合併症の発生率を最低に抑えることができるからである。しかしその場合、安全性を追求した対価として、効果は低減することになる。小さなバルーンは閉塞を防止する効果が小さく、将来的に追加の治療を行う必要性を高めるのである。端的に言うと、安全性のみを重視することは医師の判断プロセスを歪め、利益とリスクのバランスから最善の処置を選択する妨げとなる場合もあるのである[64]。

　完璧さの追求は医師の臨床判断を患者にとっての最善から遠ざけるだけでなく、有害事象根絶の成功という言葉がもつ落とし穴を明らかにする。「有

害事象ゼロ」という概念自体が改善の障害となり得るのだ。なぜなら①ほとんどの有害事象はエラーによるものではなく、②有害事象は完全に防ぎ得るものではなく、③どんなに人間が努力してもエラーから逃れることはできず、また④「有害事象ゼロ」を主張することで、有害事象が発生した際に医師がそれを積極的に認めようとする意欲を削ぎ、よって医療安全推進運動における重要な要素の一つの実現を阻害するからである。リープ医師によれば、完璧さを追求する意見は刺激的で意欲を高めるがゆえに強調されているだけで、文字通り求めているのではないのだという[65]。「ゼロ」が「正しい」目標かについては議論があるものの、より安全な治療を実現する基礎として透明性を向上させ活発にコミュニケーションを図るなど、死に至るミスの数を削減する努力が重要であることについてはほとんど異論が無いだろう。

第4章

有害事象と医療エラーのことを伝える

　ルシアン・リープは、開示と謝罪は「なすべき正しいこと」であり、まったくこれで十分である、という確固たる倫理的理由を掲げて、開示と謝罪の重要性を擁護している。しかしながら、一つのエラーが専門家としての名声を貶め、経済的困窮をもたらすのではないかと恐れる医療者がいる中で、道徳の本道を取ることを推奨するこの勧告は、時に強引な押し売りと感じられる可能性を秘めている。しかし、倫理的に正しい行動もまた、医療者の最善の益へつながる可能性があることを示すデータが登場しており、臨床での実践や組織文化の変容を促す機会として好意的に受け止められている。この章で、我々は医学での過去数十年にわたる開示と謝罪の発展を簡潔に概観し、そして、これらの複雑な問題に対する見解がどのように発展してきたかを見ていこう。

患者と家族のニーズと願望

　ほとんどの患者と家族が、有害事象の後に続く医療者とのコミュニケー

ションが、全面的で正直なものになることを強く望んでいる[15,66-68]。この開示に関する願望は、多くの事例で軽微なエラーにまで及んでおり[12,69]、ある事例ではニアミスにまで及ぶことがある[15,70,71]。正直であることは、患者-医師関係性に本来備わっている性質とみなされており、そうすると、非開示は関係性に悪影響を与える背任行為とみなされるかもしれない[72]。沈黙と言い逃れは、患者のストレスを増大させる可能性がある。なぜなら、情報が限定的に提供される状況を患者は孤立と解釈するかもしれず、また、患者-医師関係性の喪失の兆候と取るかもしれないからである[15,73]。

　患者や家族が欲する情報の種類もまた明らかである。彼らは何が起きたのか——有害事象自体の説明——そして、なぜそれが起きてしまったのかも知りたいと願うのである。将来の再発を防ぐためにどのような対策が取られるのかを患者・家族は知りたいと感じるのである。さらに、患者は自分たちの医学的、感情的、経済的ニーズに耳を傾けてほしいと思っている[15,70,72]。有害事象の経験は身体的、感情的、経済的トラウマを引き起こすことが明らかにされているが、医療者と良好なコミュニケーションをもった患者や家族は、トラウマをより少なく報告する傾向がある[74,75]。また患者は、有害事象で被害を受けたとき、彼らの苦難が認められ、共感されることを求める、ということを示すエビデンスもある。彼らの痛みを認めず共感しないことは、さらなる加害とみなされるのである。明らかなエラーが起きたとき、患者は遺憾と適切な謝罪の意を表明してほしいと思っている。明らかなエラーのケースの場合、患者に起こった被害を認識し、適切に責任を引き受け、謝罪することを怠るならば、それは患者や家族が医療者の過ちを許すことを妨げ、ひいては、医療者-患者関係性の回復を阻止しかねない[76,77]。

　このとき、コミュニケーションの内容だけでなく、コミュニケーションがどのように取り扱われるかが重要である。たとえば、相手への尊重に満ちた思いやり深いコミュニケーション、患者のニーズへの配慮、そして謝罪は、医療提供者と患者の関係性を維持していくうえで、とても役に立つことが明らかにされている。良いコミュニケーションはまた、患者が有害事象を医療

表2 医療エラーの開示に関する患者と医師の態度

テーマ	患者の態度	医師の態度
エラーの定義	広い：標準治療からの逸脱、予防不可能な有害事象、サービスの質の低さ、医療者の不十分な人間関係のスキル、を含む	狭い：一般に認められた標準治療からの逸脱
開示されるべきエラー	害の原因になるすべてのエラー	害の原因になるエラー、ただし、害が微小で、患者がエラーを理解することができない場合、ないし、患者がエラーのことを知りたがらない場合は開示しなくてもよい
ニアエラーの開示	賛否混在	開示しない
エラーの情報開示の内容	すべてを開示する	言葉を注意深く選ぶ
エラーの開示の仕方	正直かつ共感的	正直、客観的、専門的
謝罪が果たす役割	望ましい	謝罪は法的責任を伴うのではないかという懸念
エラーがもたらす感情的影響	憤り、怒り、恐れ	患者に害が及んだことに対する憤り、および、エラーがキャリアへ与える影響についての動揺

出典：Gallagher TH, Waterman AD, Ebers AG, Fraser VJ, Levinson W. Patients' and physicians' attitudes regarding the disclosure of medical errors. JAMA. 2003; 289: 1001-1007.

者の無能力の証と取るのではなく、むしろ、過ちと受け取る可能性を高めることがわかっている。仮想の事例を使ったある研究によると、健康上の結果の深刻さのみならず、スタッフの非対応や非開示が、有害事象に対する患者の反応に悪影響を与えることが明らかにされている。健康上の結果は患者の反応を左右する重要な要素であるが、しかし、エラーへの対処が迅速性に欠け、患者の役に立たないとき、結果の深刻さのレベルにかかわらず、患者はより否定的に反応したのである[78]。そのうえ、患者や家族は、医療者が責任逃れをしている、訴訟にならないように努力している、ないし、患者あるい

は家族が求めたときだけ情報を提供する、などに気付いた場合、否定的に反応することが研究によって実証されている[69,79-83]。

コミュニケーションの欠如は、医療側が患者の差し迫ったニーズに対応することを妨げるだけでなく、その後の患者の保健医療制度との関わり方にも影響を及ぼす可能性がある。ある研究によると、医療エラーを経験した患者は、その後、当該医療サービス提供機関へ戻らないよう影響を受ける可能性があるという[14]。ほかの研究では、有害事象を経験した患者は怒りや信頼の欠如を感じたと報告しており、中には将来、自分から積極的に医療サービスを求めない可能性を示唆した患者もいたと報告されている[16]。表2は、医療エラーの開示に関して、患者と医師の態度の比較を要約したものである。

エラーの開示に関する倫理的基準

有害事象に関するよりいっそうのコミュニケーションと透明性を示すことは、有害事象後の患者と家族への情報開示が倫理的義務であるという広く普及しているコンセンサスと一致するものである。このコンセンサスは、臨床倫理の分野において、標準的理論、方法論、そして、推論によって根拠付けられている[10]。

すべての治療の結果(有害事象を含む)を開示する義務を基礎付けているのが、患者-医師関係に特徴的に見られる信託的性質であり、この信託関係が医師に、信頼に足る人である義務、および、患者の最善の益のために行動する義務を課すのである[10,84]。開示義務を別の仕方で根拠付けるのが、人格尊重の原則である。すなわち、医療者は人格尊重の原則によって、患者の価値と尊厳を受け入れて行動し、あらゆるかたちの嘘をつかないように義務付けられているのである。自律性尊重の原則とインフォームド・コンセントの理論も同様に、患者の自己決定に関連するすべての情報の開示を医師に義務付けている[20,85]。有害事象の後の全面的な開示を根拠付けるもう1つの原則が正義である。正義原則によれば、医療エラーにより害を被った患者は、そ

れらの害に応じた補償を受けるべきとされる。正当な補償を求めるために、彼らは何が起きたのかを知る必要があるのである。全面的情報開示と適切な謝罪もまた、真実告知や共感などの価値や、正直、信頼、勇気などの美徳を反映している。エラーに倫理的に対処するために、医療者は正直かつ謙虚に過ちを開示し、影響を受けた人々に謝罪し、そして、必要であれば過ちの償いをしなければならない[11]。

　同様に、益と害の比較考量を伴う帰結主義の原則も、開示を支持している。患者の理解を促進し、十分な情報を得たうえでの意思決定を可能にするがゆえに、開示は結果的に患者の益になり得ると帰結主義原則は示唆するのである。患者は、同じような有害事象が将来起きないように予防措置が取られたことを、知識というかたちで知ることによって、安らぎを得ることができる。正直な開示と適切な謝罪はまた、医療者の誇りを維持し、彼らの罪悪感を和らげる助けとなる。他方、開示を怠る場合、往々にして欺瞞を伴い、患者の利益よりも職業上の利益が優先され、結果的に医学の社会的な信頼を損なうことになる。

　ナラティヴエシックスも同様に、患者や家族や医療者が受ける有害事象の影響を理解するうえで、多大な貢献をしている。患者と家族はこれまで非開示がもたらす有害な影響、および、医療者の感情的な逃避について物語ってきた。彼らはそれぞれの物語を通して、見捨てられる気持ち、信頼の喪失、悲嘆、そして、怒りを伝えている[74,86,87]。一方、医療者も、開示を怠り、患者への共感や謝罪をしなかったことによって、医療者側に生じた負の効果を語っている。彼らは、孤立し、力不足を感じ、意気消沈し、嘆き悲しむ気持ちを伝えているのである[3,88,89]。

　多くの学者が、医療における有害事象の発生に伴う倫理的問題を考えるうえで、宗教学、心理学、社会学、そして、政治哲学など、他分野からの知識や経験を応用している。宗教学の視点から問題に取り組む学者であるナンシー・バーリンガーは、医療エラーが起きた後の余波を、エラーから始まり、情報開示、謝罪、そして後悔から許しへと至るプロセスとして描写して

いる(「許し」という言葉の使用は、宗教的信条の存在を示唆しているように見えるかもしれないが、実際、許しの概念は長い間、世俗の西欧文化に浸透しているとバーリンガーは指摘している)[74]。アーロン・ラザルは謝罪に関する自身の研究の中で、社会学はもとより心理学の研究に依拠して、個人の謝罪から政府の謝罪に至るまでさまざまな例を参照しながら、情報開示と謝罪の重要性を論じている[75]。

　上記で説明したすべての倫理的「ベクトル」は情報開示の方向に向いているものの、すべての倫理的分析に共通する特性として、倫理原則が互いに衝突し合う可能性が残されている。たとえば、情報開示する義務が、無危害の倫理的義務(害を与えない義務)と衝突する場合などである。患者へのエラーの影響がまったく無い(あるいは最小限である)場合、情報開示は提供された治療に対する患者の信頼を揺るがせ、不必要に患者の不安を増大させるだけかもしれない。別の例として、何百もの好ましくない結果を生じた出来事が、あらゆる病院で毎日起きていると指摘する人々もいる。もし、すべての出来事を開示することが当然だと医療者に感じさせるような文化を、医療が目指さなければならないのであれば、膨大な時間を開示のために割かなければならず、治療のほかの重要な局面に費やされるべき貴重な時間が奪われてしまうだろう。このような文化は、治療の質の全体的な低下という、意図しない屈折した結果を実際に招くのではないかと彼らは心配している。

　我われは本書の終わりにかけて、広範囲にわたるさまざまなケースについて検討する際に、これらの懸念のいくつかを扱う予定である。それから我われは、情報開示が倫理的に義務付けられていないかどうかの問い、および、どのような場合に開示が倫理的に義務付けられないのかという問いを考察していく。しかしながら、一般的な文化は依然として、非開示を正当化する口実を探す傾向にあるということを覚えておくことは非常に重要である。我われはだれが見ても情報開示が倫理的に要請されていると考える状況において、医療者が非開示を正当化することを容易にするような「倫理的すき間」を強調する傾向に抵抗しなければならない。非開示が正しい行動である状況

も確かにあるが、この決定に達するためのハードルはかなり高く設定されなければならない。

専門職倫理規範

　情報開示に関する倫理原則は　確固たる専門職倫理規範に内包されており、有害事象後の透明性のさらなる推進に一役買っている。たとえば、米国医師会（American Medical Association）は医師が常に正直かつ率直に患者と対応することは「基本的な倫理的要件」であると明言している。特に、もし患者が医師の過ち、もしくは、医師の判断によって合併症を併発した場合、何が起きたのかを患者が十分理解できるように、医師はすべての事実を患者に提供することが要求される。医師は、法的責任に関する懸念に影響されることなく、患者に事実を開示すべきである[90]。米国看護協会（American Nurses Association）も同様に開示を支持しており、看護師はエラーの隠蔽に関わらない義務、あるいは、隠蔽を見逃さない義務、もしくは、問題の状況を正すことなくだれかに罪をかぶせることに関わらない義務、あるいは、そのような非難を見逃さない義務が課せられていると言及している。また看護師は、施設指針に従ってエラーを報告し、患者への責任ある開示が確実に実施されるように尽力することが期待されている[91]。米国内科学会（American College of Physicians）は「もし治療の中で起きた処置ないし判断に関するエラーの情報が、患者の福利へつながる材料になるのであれば、医師はそれらの情報を患者に開示すべきである」と明示している[92]。

　ほかの医師団体も同様の専門職規範をもっている。いくつかの団体は「新世紀の医療プロフェッショナリズム：医師憲章」と銘打った文書を採用しており、この憲章を通して、治療を介して患者が傷付いたときはいつでも、患者は直ちに知らされるべきであり、開示を怠ることは患者や社会の信頼を脅かすことになるという姿勢が表明されている[93]。米国外科学会（American College of Surgeons）は、専門職の行動規範の中で、患者が医師に抱く信頼

の価値を認識している。したがって、外科医は有害事象や医療エラーの情報を十分に開示する責任を受け入れるべきとされている[94]。

情報開示の利点

ここまで我われは、情報開示は「なすべきこと」であると謳うルシアン・リープの勧告が、倫理分析によって裏付けられ、専門職規範によって銘記されていることを見てきた。加えて、「患者中心の医療」の強化・促進なくして医療システムの改革は語れない時代にあって、有害事象とエラーに関する知識を患者と共有する責任を果たすように尽力することこそが、患者参加型医療の実現への近道にほかならないのである。これらの論点に加えて、表3に示すように、情報開示が多くの利益を患者や医療者に同等にもたらすことを示す実証的エビデンスの蓄積が進んでいる。

有害事象後の透明性と情報開示がもたらす最も明らかな利益の一つに、医療安全の促進の可能性がある[95,96]。診療で健康被害を受ける患者数の予測に関しては異なる見解があり得るかもしれないが、この被害の数字が縮小されるべきであることについて異論を挟む者はいないだろう。そのような変化をもたらすために、そうした事象の背景および／または原因が周知され、かつ、分析されなければならない。なぜなら、そうすることで是正措置を取ることが可能になるからである。開かれたコミュニケーションは医療安全運動

表3　情報開示がもたらす利益

- 情報の共有は、医療安全を向上させ、有害事象の頻度を減少させ、有害事象に伴うコストを抑制し、そして、患者の苦痛の軽減をもたらす。
- 情報開示は、情報が不足している、あるいは、医療提供者が共感的でないと患者が感じる欲求不満と怒りを和らげる効果がある。
- 情報開示は、患者との関係性の悪化に悩む医療者の苦痛を和らげ、同僚からの支援を促進する効果がある。
- 情報開示は、倫理や専門職責任により、有害事象についての正直で共感的なコミュニケーションが要請されているという合意を実現する。
- 情報開示は、不十分なコミュニケーションが法的手続きにつながる可能性を高めるという懸念について、法律家やリスクマネジャーに対してさえ、和らげてくれる。

の「礎石」と呼ばれている[97]。そのようなコミュニケーションを促進するために、医療安全運動は「恥と非難」ないし「義務と弁護」の文化を、患者と医療者に同等の、透明性と思いやりの文化に置き換えようと取り組んでいる[42]。

これら患者中心の利益に加えて、安全性と有効性の向上による医療費の削減が期待されている。ゆえに、「起こってはならない有害事象」の結果、必要となった治療にもうお金を負担したくないと考えている世論や民営の保険会社と同様、米国における医療費問題や医療へのアクセスへの影響について憂慮している人々や組織も、医療の改善にとって極めて重要な透明性の推進を支援しているのである。

情報開示をめぐるギャップ

情報開示の有用性を示す説得力のある根拠があるにもかかわらず、患者や医療者の個々の物語および実証的研究によると、私たちの文化は伝統的に、だれかの罪を暴きかねない情報の伝達を全面的に避けたり、大いに制限したりすることを示している。一般的に、有害事象に関する事実が共有されるのは、仮にあったとしても、一握りの専門家の仲間同士だけに限られていた。事実が患者や家族と共有されることはほとんどなかったのである。この非開示の伝統は徐々に変わってきているとはいえ、今でも依然として、情報開示が標準というよりもむしろ例外とみなされていることを、ほとんどのエビデンスが示唆している。

情報開示を行わない例は、2000年の米国医学研究所（Institute of Medicine: IOM）報告書を挟んで、多くの研究の中で言及されている。たとえば、ウーとその同僚は、医療エラーはよく起こることだが、エラーの開示はまれであることを発見している[98]。メイザーと彼女の同僚が行った文献調査によると、一般的に開示の支持を表明する医師は多いが、特定の事情や問題が伴うにつれて、医師が非開示を選択する割合がかなり高くなることを報告して

いる[76]。

　ギャラガーとその同僚は、開示に関する医療者の態度と実践をこれまでくわしく研究してきた。彼らの研究によると、98％もの医師が重大なミスは患者や家族へ開示されるべきだということに同意している[99,100]。その反面、害がそれほど甚大ではないと医療者が判断するケースの場合、ないし、開示をしない限り患者がエラーのことを知る由がないケースの場合、医師は情報開示に消極的となる。たとえばある研究で、米国・カナダに住む2500人以上の内科医および外科医に、重大なエラーの仮想シナリオが提示された[100]。この研究によると、患者との会話の中で「エラー」という言葉を使うだろうと回答した医師は半数以下で、「このエラーであなたが被害を受けたことを、大変申し訳なく思っています」というように、明確な謝罪を申し出るだろうと答えた医師はわずか33％だった。さらに医師は、患者がエラーの存在に気付いていない場合、患者がすぐにそれとわかるエラーのときと比べて、より少ない情報しか患者に提供しないということが明らかになった。また内科医と外科医は、開示に対して非常に異なるアプローチを取ることがわかった。

　他の調査によると、医師の実践は彼らがゼロにする理想と一致していないことが確認されている。たとえばカルジアンとその同僚は、医療者が報告する情報開示対話の件数が、害を引き起こすエラーの推定発生率に基づいた見込みよりも、はるかに少ないことを明らかにしている[101,102]。

　また、チャンとその同僚は仮説事例研究の中で、外科医をモデルとした仮想ケースを提示しており、その中に以下のようなケースがある。「あなたは、60歳男性で肥満のスミス氏の脾臓摘出を行った。術後1日目に、スミス氏は微熱と乾性咳嗽の症状を呈し、胸部レントゲン検査がオーダーされ、左上腹部に外科スポンジの遺残が認められた。あなたは、手術終了時のスポンジ総数は合っていたと記憶している。しかし同時に、あなたはその日、予定が大幅に遅れていたので、手術部位の異物の最終点検を通常通り実施したかどうかを思い出せずにいる」[103]。

外科医らは、この事件（incident）を患者にどのように説明するかを尋ねられ、その後、模擬患者へエラーを開示する様子がビデオ撮影された。全体的に、「エラー」ないし「過ち（mistake）」という言葉を使った外科医は57％にとどまり、その代わりに、事件は予防可能だったということへの言及が無いまま、「問題」ないし「合併症」などの言葉が使われていた。全体として、エラーの責任を取った外科医は65％で、口頭で謝罪した外科医は47％だった。また彼らはスポンジ数の勘定にエラーがあったと主張して、しきりに看護スタッフを巻き込もうとしていた。

　ほかの研究の中で、フェインとその同僚は、ほとんどの医療者はエラーを開示することに同意するものの、回答者の大多数が次の開示の型のどれかに当てはまる対応をしていたことを発見した。①患者が望む要素の全部ではないが、そのほとんどを含む「部分的」開示、②エラーと害を結び付ける作業を患者に負わせる「点を結ぶ」開示、③結果は患者の状態によるものという印象を残す「誤導的」開示、④すでにわかっているエラーと結果の間のつながりを避け、ほかに考えられる説明を追求するよう促す「先延ばし」開示、⑤開示しない。この研究を通して、専門家の開示に対する見方が複雑であること、および、開示対自己防衛、といった価値の競合があることが明らかになった[104]。

　多くの医師は　開示に対する控えめな態度の理由として、訴訟への恐れを挙げている。彼らは遺憾の意を表すことにやぶさかでなく、謝罪さえ厭わないが、しかし、そのような気持ちの表明が、法的責任の表明と取られないかと恐れるのである[15,105]。この論点を取り上げたのが、ギャラガーとその同僚によって実施された、米国とカナダの医師の比較調査研究である[100]。調査の結果、2か国の医師の医療エラーの開示に関する態度および実践は、異なる医療エラー処理制度があるにもかかわらず、非常に似ていることが明らかにされた。米国の医師は医療エラー訴訟の可能性を高く見積もる一方、カナダの医師は重大なエラーの開示にいくぶん協力的であったものの、医療エラーの法的処理の環境は、医師の態度を決定付ける主要因ではなかった。この調

査を通して、医療エラーの法的責任についての懸念よりもむしろ、仕事上の自分に対する評判への懸念や個人的な罪悪感、あるいは、専門家としての恥といった他因子のほうが、医療エラーの開示に対する医師の消極性を説明するうえで、より重要であることが示唆されたのである。

　個人の物語もまた同様に、患者がしばしば医療エラーについて情報を伝えられていないこと、ないし、限られた情報だけを制限して与えられていることを示す証拠を提供してくれる。*Wall of Silence*「沈黙の壁」はIOMレポートが出された数年後に出版された本だが、医療エラーを経験した患者や家族の劇的な一連の物語が収められている[87]。多くのケースにおいて患者と家族は、事の真相に関する情報をほとんど与えられず、医療提供者から責任を認める発言もなく、遺憾や悲しみの表現もまったく聞かれなかったことを伝えている。ほかの患者や家族は、医療エラーの被害に関する情報の欠如、および、被害への共感の欠如に対する困惑や不満、そして、怒りについて書いている。たとえば、詩人で学者のサンドラ・ギルバートは自伝の中で、医療エラーによる夫の死を受けて、彼女と彼女の家族が苦しんだトラウマについて記述している。彼女は、夫が亡くなった病院、および、医療提供者らの沈黙が、彼らの苦難をさらに増大させたと指摘している[106]。我々が教材として利用している映画 *When Things Go Wrong*「状況が悪い方向に進む時」の中でも、医療エラーを経験した患者や家族のコメントが紹介されており、ケースによっては彼らが経験した情報と共感の欠如に対する率直で悲痛な批判が収録されている[86]。

　沈黙の壁に関するさまざまな理由を推測することができる。一つの説明として、医療文化には有害事象の情報開示を躊躇させる主要な特徴が存在するというものである。その特徴の一つが、完全性への執着と呼ばれているものであり、これが「適切に訓練され誠実に行動する医療者は間違いを犯さない」という信念を助長しているとされている[10]。医師は決して誤ちを犯さないという見方は、傷付きやすい患者にとって慰めになるが、同様に癒し手としての役割を担った医師にとっても慰めになる。それはまた医師の立場の権

威、および、正確無比の雰囲気を強め、正当化するのである。「完全性という幻想」[107] と呼ばれるものを考えると、医師は自らの過ちに取り組む用意ができていないと言える。なぜなら、彼らはそれが起こったとき自分自身や患者、そして、彼らの同僚に真っ直ぐ向き合うことなく背を向けてしまうからである。彼らは個人的な失敗を受け入れるとき、強い罪悪感や自責、そして、不十分さの意識に苛まれる[3]。

　ある医療倫理学者は、この完全性モデルには、何らかの心理的基盤があるかもしれないと指摘している。バンジャは著書 *Medical Errors and Medical Narcissism*「医療ミスと医療ナルシシズム」の中で、医学訓練と医療行為によって助長されるナルシシズムの種類を挙げている[84]。筆者は「医療ナルシスト」の特徴として、感情的な用心深さ、共感の欠如、支配的態度を挙げている。彼らの仕事が彼らの価値を根拠付けているので、エラーの可能性に直面する際、彼らは自己防衛の方法として感情的距離を取ろうとし、あるいはそれを正当化しようとするのかもしれない。バンジャの著作は、患者中心の視点で開示に取り組むよりもいかにたやすくエラーが自分に与える影響について関心を寄せてしまうかを示している。

　非開示を助長する医療文化のほかの特徴として、医学教育と医療専門職に関わる性質がある。医学の専門教育は、構造化された階層システムの中で行われており、研修医らは上級医師を満足させるパフォーマンスを見せることが求められている。結果的に研修医らは医学の訓練を通して、たとえ混乱と苦悩が伴う不確実な状況の中にいたとしても、客観的で自信がある印象を与える必要があるというメッセージを暗に受け取っている可能性がある。研修医らは早い時期に、否認や無視、そして距離を置くなどのエラーに対する特定の対処メカニズムに順応していく[108,109]。脆さや過ちの可能性を認めることが奨励されることはなく、また報われることもないのである。これに加えて、仲間同士の競争が熾烈を極めることもめずらしくはなく、研修医がどこか距離を置いた強がりな態度を取ることを促す別の誘因となっている[4]。

　これまで医学教育および訓練は、有害事象の際の患者や家族とのコミュニ

ケーションの方法に十分注意を払ってこなかった[102, 110]。研修医が現場に入るとき、彼らは通常、将来に大きな影響を及ぼすことになるスタッフ主任や科長、および、部門長らが待ち受ける階級組織の中に身を置くことになる。研修の期間中に身に付ける、ミスを理屈付けたり否定したりする傾向がそこで強化される可能性があるのである。

医師の態度に関する調査によると、医師は概して、患者や家族と効果的なコミュニケーションを取ることに対して準備不足だと感じていることが示されている[15, 21, 102, 111]。有害事象や医療エラーを伝えることは、強い感情的負担と法的懸念を伴うがゆえに、特に困難である。医師は何を、どのように、いつ言ってよいかに関して、自信がもてないのである[99]。一部の研修医、および、新人医師は、そのような対話に熟練した指導医を得る幸運に恵まれるかもしれないが、多くはそうでない。有害事象に対する沈黙の文化の伝統を考えると、オープンで共感的なコミュニケーションのお手本になれる年上の医療者は、ほとんどいないかもしれない。医師は、実際のところ、エラーをめぐる対話を否定ないし避けるという慣例を順守しがちなのである[108]。

多くの専門職の特徴でもあるのだが、専門職種の構成員だけがほかの専門家を裁定できるという信念に一部基づきながら、医学の実践は自主管理と自主規制という長い伝統を守ってきた。ゆえに、臨床で提供される治療の質を評価するのは、通常、ほかの医療者の責任になるのである。同分野の同僚による検討会議は伝統的に極秘に実施され、かつ、厳格に統制されてきた。専門家の実践、とりわけ臨床で起こり得るエラーについて、オープンに話し合うという考えは、この文化的傾向と対立し合うのである。

変化の機会を与える公開討論の場として開催されているのが、伝統的な傷病・死亡症例カンファレンス（Morbidity and Mortality Conference）（通称、"M&M"）である[31, 112, 113]。これらのカンファレンスは著しく構造化され、中には儀式化されているのもあるが、医療者らが率直かつ非防衛的な態度で、過失が、検討対象となっている有害事象の中で、どのような役割を果たしたのかを注意深く精査する環境を提供しているのである。最も年長で経験のあ

るスタッフが、技術と判断の過ちについて進んで語る場合には、より多くの若い同僚に、謙虚さと正直さの模範を示す役割を果たす結果となっている。この率直な雰囲気は、一つにはミーティングの出席者が臨床科の親しい仲間に厳しく管理限定されており、かつ、守秘義務規定が厳しく施行されている、という事実によって、許容され、奨励されている[4]。M&Mは伝統的に患者への開示について取り上げてこなかったものの、近年一部のプログラムでは、ケースレビューの中で、開示への言及が目立ち始めている。すなわち、開示の有無のみならず、どのような性質の情報が開示されたのか、患者との対話は成功したのか、そして、対話がより円滑に進むために、何がなされるべきだったかに注意が向けられるようになったのである。

情報開示が医療者に与える影響

　医療エラーをめぐる関心のほとんどが、患者や家族の苦難へ向けられているものの、医療エラーは医療者にとっても、気持ちの面で忘れることのできない衝撃的な経験となる可能性がある。医療者は医療エラーの「第二の犠牲者」であるとルシアン・リープは述べている。医療エラーが主治医の生活に与える衝撃について調査した研究によると、42％が仕事に対する満足度への影響を挙げ、47％が医師としての自己能力に対する信頼への影響を挙げ、40％が睡眠障害を挙げたことが報告されている[111]。医療者らは、恥や苦悶、悲嘆などの思いから、パニック、自責の念、自信喪失に至るまで、多岐にわたる感情混乱を報告している[3, 10, 88, 114]。医療者らはこれらの感情のはけ口を見つけるのに苦労し、また医療者の多くが、だれかに自分たちの苦悩を理解してほしい、そして、自分たちのニーズを満たしてほしいという願いを表明している[89, 115]。

　有害事象に直面した医療者の悩みの一つは、伝統的な沈黙、および、患者との心を開いたコミュニケーションの欠如が、情報開示義務と矛盾している点にあると指摘されている。この不協和が、すなわち、彼らの道徳的苦悩に

寄与していると考えられているのである。研究文献によると、一部の医師は、患者との関係性に基づいて、有害事象について率直に交流し、患者（ないし家族）の苦難に対する共感と遺憾の意を表明したいと望んでいることが明らかにされている[15,98,102]。医師らは、安全管理部門や顧問弁護士より、患者や家族と率直に言葉を交わしてはいけないと助言されると欲求不満を感じると報告している[3,88]。

医療エラーの開示は、ゆえに、患者だけでなく、医療者にとっても癒しになる可能性を秘めている。ある研究によると、調査に応じた医療者の3分の2が、患者への医療エラーの開示は医療者らの罪悪感を軽減する助けになると答えている[102]。他の研究では、重大なエラーを開示した内科医と外科医の74％が安堵感を経験したと報告している[100]。一部の人々は、開示に加えて、心からの深い後悔の念を表明することは倫理的に正しく、また、患者と医師双方にとって癒しとなる可能性を秘めていると示唆している[116]。一方、医療エラーの後に医療者が解決策へたどり着くあり方を模索するために、宗教からの教訓を用いる人々もいる。彼らは、次の宗教的伝統に見られる「共通点」を発見している。①関係性の中で何らかの違背が起きた場合、「壊れた感覚」が両者に生じる、②害を与えてしまった人は、認め、謝罪し、そして償いをする道徳的義務がある、③害を受けた人は償いを受け入れ、許す義務がある[74]。

近年、これら「第二の犠牲者」のニーズに、より多くの注目が集まっている。数年前ボストンで、日常的な麻酔業務の最中に、危うく致命的な投薬エラーを起こしかけた一人の麻酔科医と、巻き込まれかけた彼の患者が、後に医療的に誘発されたトラウマ支援サービス（Medically Induced Trauma Support Service：MITSS）という支援組織を設立している。この麻酔科医は当初、患者とコミュニケーションをまったく取らないよう助言を受けていたが、数か月後に顧問弁護士の助言に反するかたちで、患者女性と連絡を取ったのである。時間の経過とともに和解が成立したことを受けて、医療エラーの結果に苦しむ医療者や患者に支援サービスを提供する組織が設立されたのである。

情報開示が医療過誤訴訟に与える影響

　すでに述べた通り、医療エラーを開示することに対して、専門家が消極的になる理由として最も言及されるのが、訴訟に対する不安である[15,105,117]。訴訟には、経済的損失の脅威、世論の批判、名声の喪失、そして感情的苦悩が付いて回るからである。

　この不安は、米国における医療被害に対する損害賠償が行われる仕組みに由来している。米国の不法行為システムの下では、医療被害を受けた患者らが、一般的に賠償を勝ち取る唯一の方法は、訴訟を起こして法廷で過失を証明することであり、それは次のことを立証することを含んでいる。医療専門家が患者に負う義務の立証、そのような義務に伴う取るべき標準治療の立証、患者が受けた害の立証、および、因果関係の立証──すなわち、標準治療の不履行によって害が引き起こされたことを示すこと、である[118,119]。社会の変化に呼応した進化が不法行為システムにも見られるとはいえ、このシステムは第一に、個人の責任に基づいて機能し続けており、個人とシステムの複雑な相互作用によってもたらされる被害にうまく適応していないのである。法廷における主張・立証行為そのものが敵対的で、必然的に非難と処罰の要素を含んでいる[120]。

　現在のシステムはまた、実際の過失と訴訟の結果との間に乖離が見られる点、陪審員による巨額の評決が訴訟を求める経済的動機付けになっているように一部の医療者の目に映る点、そして、医療過誤行為に対する後知恵的偏見の存在が非難されている。ゆえに、多くの医療者にとって現在のシステムは、過失がないケースで患者が賠償を勝ち取り、実際に過失を経験した患者が報われないようなことが起こり得る、不公平な制度に映るのである[121-123]。

　不法行為システムの一般的な限界に加えて、医療提供者が情報を患者ないし家族へ開示する意欲に影響を及ぼすかもしれない、医療過失事件に特有の要素が一つある。標準治療、および、因果関係を共に立証するうえで、患者

は医師やほかの医療提供者の責任や後悔、ないし、謝罪を表明した発言を持ち出すかもしれない。そのような表現は過失の主張を証拠付けるために利用されかねないので、医療安全管理者、弁護士、そして保険業者は医療者に、起きた出来事について患者ないし家族に話さないように助言するかもしれない。医師はそのような発言をすることによって、場合によっては 多くの保険契約に盛り込まれているいわゆる協力条項への違反という理由で、損害保険給付を失うリスクさえ（それほど大きくはないものの）存在するのである[124]。有害事象および医療エラーに関するコミュニケーションの一環としての謝罪の問題点については、以下でよりくわしく検討していく。

次の重要な問いは、広範囲に及ぶ率直な情報開示の実践が採用されることで、どのような総合的影響が医療過誤訴訟に及ぶのかである。今のところ、相対する方向を示すさまざまな系列のエビデンスがあるため、この問いに対する答えは明らかではない。

このスペクトラムの一方の端に位置する情報によると、率直な開示方針を採用することで、医療エラーをめぐる費用は安定した状態を保つ、ないし、減少さえすると示唆されている。たとえば、オープンな情報開示と患者や家族との肯定的な関係性の構築は訴訟の見込みを減らすかもしれず、非開示（しばしば隠蔽とみなされがちである）は訴訟の可能性を増すかもしれないことを示唆するエビデンスが提示されている[20,81,125-127]。一部の原告側の弁護士らは、訴訟が成功する可能性を彼らが見極めるうえで、医療者の態度と行動が評価に大きな影響を及ぼすことを報告している。もし医療者が尊大で思いやりがない、または、欺瞞的であるとみなされる場合、原告が勝訴する可能性は高まるのである。サウスカロライナ裁判協会の会長は「私は法廷で決して医師の謝罪を取り上げません。私の仕事は陪審員の前で医者の悪い印象を示すことであり、医師が謝罪して正しいことをするために尽力したと陪審員に告げるならば、私の仕事は台無しになるからです」とサウスカロライナの議会で証言している[128]。

似たような結論が、模擬裁判を伴う研究から導き出されている。ある研究

第4章　有害事象と医療エラーのことを伝える

では2組の陪審員が、エラーが開示されているか否か以外はまったく同じケースの損害賠償を定めるように求められたところ、情報が開示されていたケースのほうで、ずっと軽めの判断が下される結果となった。これらの模擬陪審員らは情報開示が行なわれた場合には、明らかに医師や病院を罰することよりも、患者のニーズを満たすことに焦点を当てていたのである[129]。

　さらなる裏付けとして、開示方針を採用したいくつかの組織は、オープンな開示方針がもたらす良好な経済的影響を報告している。広く引用されるのが（以下でより詳細に検討する）、ケンタッキー州のレキシントン退役軍人病院（VA Medical Center）の例である。これまで多くの人に注目されてきたそのデータによると、オープンな開示方針と積極的な取り組みが結果的に、退役軍人局システム（VA system）内で開示方針をもたないほかの系列病院よりも大きな訴訟賠償費用につながることはなかったのである[96,130-133]。しかしながら、そこで働く医療従事者全員が政府によって雇用されているがゆえに責任を負う立場にないことを考えれば、連邦退役軍人健康管理局（Veterans Health Administration）が米国の医療制度全般を代表しているわけではないと一部の人々は主張している。一方、レキシントン退役軍人病院の医師を全米医師データバンク（National Practitioner Data Bank）、および、州のシステムに報告することは依然として可能であり、また、多くの医師らは大学と退役軍人病院の両方で働いていることを考慮するならば、多少なりともレキシントンの経験を一般化することは可能と言えよう。

　開示方針で有名なほかの医療機関にミシガン大学がある。2001年に主任安全管理職に就いたリチャード・ブースマンは、法廷弁護士として医療訴訟の弁護活動に従事してきた長年の経験をもとに、患者の不満と申し立てに対処するプロセスは、しばしば訴訟に至ってしまうが、これらは大幅に改善可能であるという信念を大学病院に持ち込んだのである[130,134]。ミシガン大学でのクレーム削減を目指す最初の努力が行われ、その後、医療安全に対する不十分な配慮や「患者との軽率なコミュニケーション」が、どのように「医療過誤危機」に寄与しているのかが調査されるまでに拡大されたのである。

大学は次第に、「果たすべき責任の不履行およびコミュニケーション回避」など、訴訟の根本原因とみなされているものに重点的に取り組むようになった。次の主要原則が構築され、適用されることとなった。——もし不適切な医療行為によって被害が生じたのであれば、大学は公平かつ速やかに補償を患者に提供する。適切な医療行為を擁護する。間違いから学び、向上を目指す——。患者ら（そして彼らの弁護士）に対する率直さと透明性は、公正な和解につながり、訴訟の可能性を下げるといった益を双方にもたらすことが発見された。

　ブースマンの説明によると、大学は開示方針を2002年から採用している。その取り組みは、以下の3つの部分で構成されている。

1. 医療エラーによって患者が傷つけられた場合、これを認め、早急かつ適正にこれらの患者に補償する。
2. 病院にとって責任が無いと評価した場合は積極的に擁護する。
3. すべての有害事象を研究して、手順を改善する方法を策定する。

　図3に示したのは、ミシガン大学のシステムフローチャートである。

　このプログラムのめざましい経済的効果は、2006年のニューイングランド医学雑誌（*New England Journal of Medicine*）に掲載された医療過誤賠償責任制度改革に関するヒラリー・クリントンとバラク・オバマの共著論文の中でも引用されている[2]。図4で示しているように、年間の訴訟費用は300万ドルから100万ドルへ削減され、賠償請求および訴訟事案の解決に要した平均期間は20か月から9か月へ短縮され、年間の賠償請求および訴訟件数は262から114へと減少したのである[2,130]。

　しかし、個別の病院や保健医療制度の中から上がってきたこれらの報告が、事情のすべてを語っていない可能性はあるかもしれない。もし患者と家族が、以前ならそのまま隠されていたであろうミスについて告げられた場合、彼らの多くが訴訟を起こす決意をすることは、常識にほかならないからである。さらに、訴訟の多くはいわれのないものかもしれないが病院や医療者の開示が契機となって起こされた訴訟では信憑性と実質的根拠を伴ってお

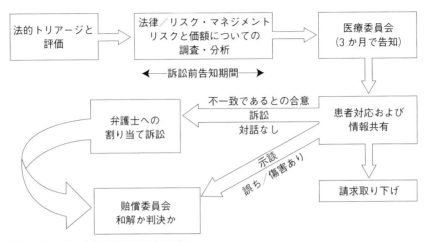

図3 ミシガン大学賠償請求対応モデル
出典：Boothman R, Blackwell A, Campbell D, Commiskey E, Anderson S. A better approach to medical malprctice claims? The University of Michigan experience. *J Health Life Sciences Law*. 2009;2：125-159.

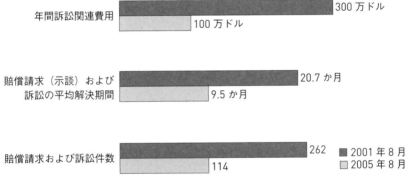

図4 ミシガン大学における情報開示方針の経済的影響
出典：Clinton HR, Obama B. Making patient safety the centerpiece of medical liability reform. *N Engl J Med*. 2006;354:2205-2208.

り、解決費用が高額になりやすい状況を作り出す結果となっている。

　これはまさに、*Disclosure of Medical Injury to Patients*「患者への医療被害の情報開示：取り得ない危機管理方策」と題された論文の中で、ハーバード公衆衛生大学院のスタッダートとその同僚がたどり着いた結論である[135]。この論

文の中で、彼らは「訴訟に至らなかった巨大なプール」という概念を示し、賠償請求に至らなかった深刻な被害が多くあるために、賠償請求に至った深刻な被害の数が小さくとどまっていると指摘している。そのうえで、彼らは、米国の医療過誤責任システムが「深刻な被害はよく見られるものの、ほとんどは訴訟に発展しない」という事実によって維持されていると見ている。また、彼らはニューヨーク州、ユタ州、そしてコロラド州から収集した医療被害に関する膨大なデータベースにモンテカルロ・シミュレーション分析（Monte Carlo simulation）を適用し検証した。彼らは、積極的な情報開示が判決の認容規模を縮小させる可能性があるという模擬裁判研究からの結論を含む、いくつかの仮想シナリオを精査した。楽観的な状況の下でも、彼らは以下のように推定した。

・情報開示は賠償請求と訴訟の数を倍以上に増加させる。
・情報開示は判決での認容額の規模を、平均40％軽減させる。
・情報開示の総合的な効果は、年当たり58億ドルから70億ドルへの、顕著だが、しかしつつましい補償費用の増加である。

　彼らは、「開示はなすべき正しいことであり、標準以下のケアによる被害を受けた患者に補償することもまたしかりである」として、自らの分析を結論付けている。それでもなお、「完全な開示への移行は、経済的影響が現実的に予測され、それらを視野に入れた計画が思慮深く立案されたうえで、進められるべきである」と彼らは警鐘を鳴らしている。

証拠規則に関する変更：「謝罪法」

　上記で示したように、医療者からの発言は一般的に、医療過誤訴訟において、原告の主張を証明する証拠として採用される可能性がある。結果的に医療者は、自らが発したコメントが自分に不利な仕方で使われる可能性があるという懸念を抱きながら、渋々情報を共有し、共感を表明し、そして、謝罪するかもしれない。この潜在的障害を取り除き、もしくは、減少させ、被害

を受けた患者への応答を向上させるため、今までのところ 35 の州で、医師の発言が医師に不利な証拠として法廷で使われないように保護する法律が可決されている[136, 137]。これら「謝罪法」と呼ばれる法律は、州により、その適用範囲と、何が守られるかという内容の点で異なっている。共感を表明する発言だけの保護を提供する法律もあれば、「過失の承認」は保護されないと明言している法律もある。またほかの州法は「エラーおよび過失の承認」も保護している。たとえば、幅広い保護を提供する 2003 年コロラド州法によると、もし患者が医療行為の予期せぬ結果について訴訟を起こす場合、医療提供者が（患者ないし患者の家族へ向けて）示した、患者の死、傷害、または患者の苦悩に対する共感または謝罪を表明する発言、行為、ないし身振りはどれでも、法的責任の承認の証拠として提出することはできないとされている。

　謝罪法は非難の対象にもなっており、特に、①十分な保護を提供しておらず不十分である、②正直な陳述を保護する必要のある専門職として、一つの専門職のみを抽出している、③患者らが、医療提供者が何をすでに認めているのかを法廷で立証するのをより困難にしている、そして④誠意のない計略的な謝罪を促進している、という点で非難されている[116, 125, 136, 137]。たとえ最も幅広い謝罪法であっても、患者が情報開示と謝罪を介してエラーの存在を初めて知らされるのであれば、情報開示して訴訟になること自体は防ぎ得ないのは事実である。また、一部の論者は、幅広い謝罪法の有無にかかわらず、患者とのコミュニケーションは倫理的規範に基づいて図られるべきだと強く勧めている。実際、最も成功を収めている開示と謝罪プログラムのいくつかは、ミシガン大学（図 4 を参照）など、謝罪法が無い州の施設で根付いているのである[130]。それでもなお、これらの法律は、自分たちの言葉が法廷で不利な証拠として使われるのではないかという懸念を抱き、ゆえに、情報開示に対して消極的な態度を示す一部の医療者に慰めを与えるかもしれない。以下の節では、有害事象を伝える際に、謝罪が果たす役割に関して、さらなる検討を加えていく。

プログラムと方針の開発

　有害事象に関するよりいっそうの情報開示の呼びかけに、多数の施設が応えている。エバ・シャピロはロバート・ウッド・ジョンソン財団（Robert Wood Johnson Foundation）の支援により 2006 年に開催されたワークショップのために、これらのプログラムのいくつかを要約している。ケンタッキー州のレキシントン退役軍人援護局（Veterans Administration）、ミシガン大学、カイザー・パーマネンテ（Kaiser Permanente）、ガイシンガー・ヘルス・システム（Geisinger Health System）、カトリック・ヘルス・イニシアチブ（Catholic Health Initiatives）、そして、COPIC 保険会社などが採用するプログラムに関するシャピロの研究の概要は、以下の通りである[138]（追加情報は表 4 を参照）[139]。

　先に検討した、ケンタッキー州のレキシントン退役軍人病院のプログラムは、多額の費用がかかった 1987 年の 2 つの医療エラーに端を発している。その後病院は有害事象に関する「オープンで率直な開かれたコミュニケーション」の方針を定めた。1995 年には米国退役軍人省が、患者への有害事象の開示、および、患者へのさらなる害を最小限に抑える手順を明確化した総合指針を採用した[140]。2003 年 3 月には、退役軍人援護局システムの全国倫理委員会が、*Disclosing Adverse Events to Patients*「有害事象を患者へ開示すること」と題した報告書を刊行し、その中で、開示の倫理的および法的根拠が要約され、何が有害事象なのかを明確化し、そして、何が、だれによって、いつ開示されるべきかについてさらなる詳細な説明が加えられたのである。

　2008 年現在、退役軍人援護局は関係者に対する有害事象の開示指針を継続して採用しており、この開示指針には、すぐに有害事象とわからないような出来事、および、害自体はまだ現れていないが、今後、害が顕在化するかもしれない出来事も含まれている（「ニアミス」の開示は義務化されていないが、しかし、状況次第である）。彼らの取り組みで特徴的なのが、開示を

表4 プログラムおよび指針の発展

退役軍人援護局	ケンタッキーのレキシントン退役軍人病院が1987年に「完全な正直さ」指針を採択、2003年に、バージニア全体に情報開示指針が普及。
ミシガン大学	2002年よりオープンな情報開示を実践。次の3つの要素から成る。①患者に迅速かつ公正に補償を行う、②病院側に非がない場合には徹底して防御する、③改善のためのすべての有害事象から学ぶ。
COPIC保険会社（コロラド）	2000年に、「予期せぬ有害事象を認める（Recognizing）」「迅速に応答する（Responding）」「関連する（Resolving）」という要素から成る3Rsプログラムを採用。COPICは患者とのオープンな対話のために医療者にトレーニング・サポートを提供し、また無過失補償ベースで患者に一定の経済的支援を提供している。
カイザー・パーマネンテ	医療者が有害事象に対応できるよう「状況管理チーム」を創設、医療者には情報開示スキルのトレーニングを提供、ピアサポートも提供、また医療オンブズマンという役職を創設し、患者・家族と医療者をつなぐ役割に従事させている。
ガイシンガー・ヘルス・システム	有害事象後に医療者が患者・家族とオープンな対話に従事できるよう「コアチーム」の支援が利用できる。ほとんどすべての医師が、有害事象に関する情報開示対話のトレーニングを受けている。
ブリガム・アンド・ウィメンズ病院（ボストン）	近年、包括的な管理組織として「プロフェッショナリズムとピアサポートセンター」を創設、医療者に情報開示コーチングおよびピアサポートを提供。
イリノイ大学メディカルセンター（シカゴ）	2006年にミシガン類似の情報開示プログラムを採用。「患者対話コンサルトサービス」が情報開示に関し医療者を支援、「ケア提供者へのケア」プログラムが、ピアサポートを提供している。
スタンフォード大学	2007年に「損害の早期評価・解決プロセス（PEARL）」を開始、早期賠償のプログラムが含まれている。
ハーバードメディカルスクール＆クライコ／リスクマネジメント財団	2006年に情報開示指針として「医療事故：真実説明・謝罪マニュアル」を開発・普及。ハーバードシステム全体で400を超える情報開示コーチのトレーニングを提供。

出典：Shapiro E. Disclosing medical errors: best practices from the "leading edge." March 2008. www.ihi.org/IHI/Topics/PatientSafety/SafetyGeneral/Literature. Accessed January 22, 2009. Gallagher TH. A 62-year-old woman with skin cancer who experienced wrong-site surgery: review of medical error. *JAMA.* 2009; 302: 669-677.

類別している点である。1つ目の「臨床的開示」とは、臨床情報を患者や家族と共有し、共感を表明し、かつ、同じようなことが再発しないように、調査が実施され、必要な措置が講じられることを約束することであり、有害事象後の治療の一環と位置付けられている。もう1つのカテゴリーである「組織的開示」は、有害事象が重大な害ないし死亡という結果に終わった場合、あるいは、法的責任が問われる可能性がある場合に実施される、より正式な開示であり、時に謝罪、および、賠償に関する情報提供を伴うこともある[141]。

カイザー・パーマネンテは、IOM 報告書 *To Err Is Human*「人は誰でも間違える」への応答として、隠し立てすることなく正直に患者とコミュニケーションを取る倫理的義務を受け入れたうえで、この義務を遂行するためにさらなる措置を講じた。有害事象の後に、医師は何をすべきかに関する詳細な指針をカイザーは発展させた。カイザーはまた、医師が有害事象にうまく対応できるように「状況管理チーム」を設立し、そして、個々の医師のコミュニケーション能力を訓練したのである。さらに医療者同士のピアサポートが提供され、医療オンブズマン（すなわち医療チームと患者・家族の間の仲介役を務める認定を受けた医療メディエーター）という職が置かれたのである。

ガイシンガー・ヘルス・システムの開示方針は、当初、新しく導入された法的要請によって触発されたという経緯がある。その新しい法的要請とは、医療過失によってある人が被害を受けたまたは死亡した場合、事案の速やかな調査、および、公正な補償が実施されなければならず、しかも、問題が同定され、かつ、解決策が施行されることによって、患者の被害を減少させる、というものである。この法律が施行された後、ガイシンガーはエラーと有害事象を患者に伝える方針を実施したのである。この方針は法的要請への応答としては余りあるものとなり、やがて治療のあらゆる局面において、患者の最大限の参加を促す方針へ発展していったのである。訓練を受けた「コアチーム」が設置され、有害事象の後、医療者が患者と率直なコミュニケー

ションを取れるように援助する体制が整備された。長い時間をかけて、実質的にガイシンガーのすべての医師は、有害事象の開示に関する何らかの訓練を受けているとガイシンガーは報告している。

　2006年にカトリック・ヘルス・イニシアチブ（CHI）が採用した開示指針モデルは、慈悲という昔からの価値を反映している。この方針を倫理的に基礎付けるのが、患者や家族からの要望、および、道徳的要求であり、患者の治療と安全を向上させる義務である。CHIシステムに属するすべての病院がこの方針を採用する必要はないものの、システム全体にわたって、共感が推奨され、謝罪が奨励されている。エラーに起因する害への公正な補償は、このCHIの方針の不可欠な要素である。方針は主にこれら中心的価値を反映するために採用されたものではあるが、情報開示の取り組みは同様に、有害事象に関連する損失を軽減するのに役立っているように思われる。

　ボストンのブリガム・アンド・ウィメンズ病院（Brigham and Women's Hospital）は2002年に、日常的に有害事象とエラーを開示する方針を採用した。最近、同病院はこのプロセスを支援するために、耳鼻咽喉科長であるジョー・シャピロ医師の指導の下、プロフェッショナリズムとピアサポートセンター（The Center for Professionalism and Peer Support）を設立し、包括的な管理体制を構築している。同センターでは4つの取り組みが掲げられている。1つ目の取り組みは、プロフェッショナリズム教育に焦点を当てており、性的不品行や迷惑行為といったトピックを取り上げるワークショップの受講が義務化されている。2つ目の取り組みは、情報開示のコーチングである。この取り組みの下、同僚の中から施設付きのコーチを募集し、彼らに教育を提供することに加えて、症例検討会などの多くの教育プログラムも実施されている。これらの教育プログラムの目的は、病院が開かれた開示の普及に尽力していくこと、および、最も重要な資源としてコーチを利用することができることを、病院のコミュニティ全体に周知することである。3つ目の取り組みは、ピアサポートサービスの提供である。サービス内容としては主に、エラーやそのほかのトラウマを残し得る出来事に巻き込まれた医療者の定期

的フォローアップ、ならびに、より徹底したサポートや専門職サービスを必要とする人たちへの支援が提供されている。4つ目の取り組みは、「被告支援プログラム」の提供である。このプログラムを通して、病院の指導部が裁判の被告となった人たちに接触を図り、裁判の最初から最後まで病院が彼らを支持することを伝え、医療者が法的疑惑によって排除や差別を受けていると感じることがないように、支援するのである[142]。

コロラド州で医師保険を提供しているCOPIC保険会社は、自発的早期仲裁プログラムを2000年に採用している。「3Rsプログラム」と呼ばれているこのプログラムは、死亡事件および明らかな過失を伴うものを除く事案に適用可能であり、Rの頭文字をもつ次の3つの課題で構成されている。予期せぬ出来事を認識する（recognizing）、即座に対応する（responding promptly）、関連する問題を解決する（resolution）。医師は事例をすぐに報告し3Rsプロセスを開始するよう奨励される。このプロセスを促進するために、COPIC社は医師が患者と率直にコミュニケーションを取り、情報を提供し、患者の心の支えになるための訓練と支援を提供したのである。治療費および所得喪失に対する経済的支援が「無過失補償」原則に基づいて患者に提供される。また患者には、有害事象の再発防止策が告げられるのである。約半数の被保険医師がこのプログラムに参加しており、残りのプログラムに参加しなかったグループよりも、より多くの補償請求を受けたという事実はなく、おそらく、より少なかったと推測される。患者と医師の満足度は共に高く、結果的として、このプログラムを介して対処された有害事象は、訴訟になった場合よりも、より友好的に解決されていると思われるのである。さらに、それぞれの事例ごとの支払いも、比較的少額で済んでいる[96, 143]。表5はCOPIC 3Rsプログラムの主な概要を示したものである。

リスクマネジメント対策の一環として、補償を申し出る取り組みを実践しているミシガン大学とほかのプログラムからのデータを解釈する中で、これらのプログラムの成功のうち、どれほどが開かれた開示の実践に負うのか、そして、どれほどが早期に補償を申し出るという彼らの積極的な取り組みに

表5　COPIC 3Rs プログラム

主要特徴 　患者自己負担費用に対する無過失補償に関する開示（3 万ドルを上限とする） 　医師を対象とした情報開示訓練 　除外基準：死亡、明らかな過失、弁護士の関与、州委員会への申し立て、書面による支払い要求 　医師を対象とした情報開示のコーチング、および 3Rs 管理者による患者を対象としたケースマネジメント 　全米医師データバンクへ報告義務のない支払い
主要な成果（2000 年 1 月〜 2006 年 10 月） 　2853 人のコロラド州医師が登録 　3200 件がプログラムによって対処された 　25％の患者が支払いを受けた：平均 5400 ドル／事案 　支払いが行われた 7 件の事案が、後に訴訟に発展した 　支払いが行われなかった 16 件が、後に訴訟に発展した

出典：Gallagher TH, Studdert D, Levinson W. Diclosing harmful medical errors to patients. *N Engl J Med*. 2007;356:2713-2719.

負うのかを導き出すことは困難ないし不可能である。実際、開示プロセスが満足度を上げる主要原因ではないことを示すいくつかのエビデンスも存在するのである。

　以上は、医療組織における全面的な開示を目指す運動のごくわずかの例である。少なくとも 2004 年には「ほとんどの」病院が、防ぐことのできる医療エラーについて、患者や家族に伝えるための文書化された方針をもっていると推定される[55, 144]。ある研究の中で 81％の回答者が、エラーの開示方針がある、ないし、作成途中である、のいずれか一方を回答していた[145]。たとえ法的に開示が義務付けられてなくとも、そのような方針の存在が、医療界で「標準」になることは十分あり得るのである。

　開示方針導入の将来は明るいものの、そのような方針が情報開示の実践に大幅な変化をもたらすためには、組織文化自体の変化が伴わなければならない。そして、そのような組織文化の変化がもたらされるためには、病院の透明性に関する方針が普及するのみならず、非懲罰的な開示環境の創造、医療者のための訓練や支援プログラムの開発、患者や家族への支援体制の整備、および、システム内のすべての利害関係者の「了承」までが必要なのである[6, 42]。

第5章

情報開示において医療者を支援するコーチング・モデル

　過去数年、情報開示の重要性がよりいっそう強調されるようになったことで、多くの病院が情報開示に関して方針や手順を策定するプログラムに着手するとともに、医療者への教育を開始した。2006年、ハーバード・メディカル・スクールは小児科医であり医療安全推進運動における著名な活動家であるルシアン・リープの指導の下、極めて重大な文書 When Things Go Wrong「医療事故：真実説明・謝罪マニュアル」を出版し、ハーバードにおける情報開示の重要性を再確認することになった。この文書は患者や家族と有害事象について対話する際に率直であること、公正であること、そして正直であることを打ち出したもので、ハーバード関連病院すべてで承認された。
　方針の策定は確かに、最初の一歩として重要である。しかしながら情報開示を効果的に行うには文書や方針の策定のみでは足りない。特に、情報開示対話は医療現場で交わされるどんな会話にも増して複雑であり困難さを極める。たった今脳卒中になったことを患者に説明すること自体困難だが、ましてやその脳卒中がエラーによるもので、しかも自分や同僚が引き起こしたものだと説明するとなると相当に難しい。罪悪感、責任の所在を明らかにする

ことへの衝動、そして自己保身といった気持ちをコントロールしつつ、憶測を呼ぶことなしに状況に関する事実のみを共有する方法を決定するのはとても容易なこととは言えない。

　リープ医師はハーバードの方針を実践に移す中で、この問題に着目した最初の一人であった。彼は患者や家族を巧みに会話に引き入れるための知識とそのために必要な関係的能力に卓越した医療者の集団を作るため、社会人学習に着想を得た教育プログラムの策定を推進することを目標としていた。

　彼の見識と努力の結果、ボストンこども病院職業倫理実践研究所（The Institute for Professionalism and Ethical Practice at Children's Hospital Boston）とハーバードのクライコ／リスクマネジメント財団（Controlled Risk Insurance Company/Risk Management Foundation：CRICO/RMF）が協働して「患者や家族との会話に効果的かつ巧みに携わる方法論を医療者に教えるにあたって最も実用的なアプローチはどれか」という問いに答えようと動いた。セントルイスのワシントン大学でギャラガー医師とその同僚が始めた情報開示に関する研究・教育プログラムから派生し、ほかの施設でも同様の取り組みが行われた。

　カリキュラムの開発は段階的なプロセスをたどった。第一に、我われはこの分野での実践を効果的に向上させるために必要な能力の種類を特定した。医療者は、共感し相手を思いやる能力に加え、所属病院の治療方針と情報開示基準をしっかりと理解している必要がある。また、彼らは医療エラーが自身および関わった同僚に対して非常に大きな影響を及ぼすことを認識し、患者だけでなく自分自身のためにも、同僚が治療から離れる必要がある場合を判断する能力が必要となる。さらに、患者と家族が抱き表現し得る、恐怖や怒り、否定といったさまざまな感情の扱い方を知り、それに備える必要がある。最後に、病院に用意されている多様なリソースや支援サービスとその使い方に慣れる必要がある。

　また、ハーバード関連病院が擁する数百、もしくは数千もの医療者のだれもが、常に深刻な医療エラーに関係し得るという事実によって難問が浮上し

た。ほとんどの医療者が患者にエラーや法的責任を負うことを意味する情報を与えないように訓練されていることを前提に、これらの医療者全員に病院の情報開示に対する取り組みへの全般的な理解を提供できるように設計された広範な教育ができなければ、効果的な教育計画とは言えないということだ。しかし、これだけの人数の医療者に今すぐこのような対話を行うための知識を教え定着させることができる教育プログラムは非現実的である。したがって我われは教育資源を少人数の情報開示の「コーチ」に集約し、彼らによって、施設に所属するすべての医療者がいつ何時でも利用可能で、適時に専門的知識と援助の提供が保証される方法を取ることにした。

　我われが教育計画の開発で奮闘している中、全米医療の質フォーラム（National Quality Forum：NQF）は我われが採用したもの（表6）と同様の要素を多く取り入れた、情報開示のための「安全診療ガイドライン」を公表した[95]。特に、NQFモデルの主要な側面の一つとして、常時利用可能な情報開示コーチの存在が提案された。このモデルはコーチに対して施設中で尊敬され、交渉能力や対人関係において優れていることを求め、さらに同僚の医療者に必要十分で良質なアドバイスと教育を適時に行うための訓練と経験

表6　全米医療の質フォーラム（NQF）情報開示に関する安全な医療実践指針の主な要素

患者に開示されるべき内容
有害事象についての事実の提示
エラーないしシステム上の欠陥があったこと（判明していれば）
十分な情報に基づく患者による自己決定を支えるための事故分析結果
予期せぬ結果に関し、遺憾の意を表明すること
予期せぬ結果がエラーまたはシステム上の欠陥に起因するものである場合、謝罪の提供
組織要件
情報開示、患者安全、リスクマネジメントの活動を統合すること
情報開示支援システムの確立
情報開示に関する基礎的教育の提供
情報開示コーチングの随時の利用可能性の確保
医療スタッフ、管理者、患者、家族への感情的支援の提供
情報開示を評価・改善するための成果—改善ツールの活用

出典：Gallagher TH, Studdert D, Levinson W. Disclosing harmful medical errors to patients. *N Engl J Med.* 2007; 356: 2713-2719.

を積んだ人物が務めることを想定している。

院内での情報開示支援の組織化

　必要なスキルや特性が判明したところで、どのようなタイプの医療者が情報開示コーチに最もふさわしいか、という重要な疑問が残る。現在行われている取り組みはとても多様である。ある地域病院において院長がすべての有害事象と情報開示対話に関わると主張している例を目にしたこともある。また、（主に看護のバックグラウンドをもつ）専門のリスクマネジャーがすでに我われがコーチング手法で挙げた能力の多くを備え、非常によく機能しているような病院もある。しかし、ほかの病院のリスクマネジャーはこういった困難な対話に関して医療者を助ける能力がある存在としてよりも、有害事象の分析に特化し、潜在的な法的責任や報告のしくみなどを考慮したうえで複雑で技術的な助言をするような存在として認識されている。

　この分野における経験や文献からの理解をもとに、全体にわたる提案を2点したい。

1. コーチを選ぶにあたっては個人の人格や能力、そして知識のほうが、組織内での役割や肩書きよりも重要になる。リスクマネジャー、院長、看護師長、もしくは部門長といった肩書きにかかわらず、信頼度や忙しさ、そして同僚に良質なカウンセリングと助言を提供する能力の有無を考慮して人選をすべきである。
2. コーチングの役割を与えられた者は、独立して活動しようとしてはならない。病院の危機管理システムや、安全と品質に関するプログラムといった構造の中に、そして病院、医療者、顧問弁護士との関係性の中に絶え間なく溶け込む必要がある。また、負う責任の範囲をできる限り縮減しようという動きに過度に影響されないよう、コーチは組織内で十分な名声と独立性を享受する必要がある。しかし同時に、病院の危機管理プログラムやガイドラインからまったく外れた提案は無謀であることも

理解せねばならない。病院のコーチと危機管理部門を親しい協力関係に置く情報開示プログラムこそが優れていると言えるだろう。

いまだ結論の出ない問題の一つに、専門のコーチングを、病院を越えて横断的に提供するためにはどのようなモデルが最適か、というものがある。我々が見てきた中では、現在、病院で行われているコンサルテーションモデルに組み込むかたちで構築された次の2つのオプションが最も有力である。

1. 過去数十年間、院内での倫理コンサルテーションサービスは米国中で大きく進歩した。以前は診察した医師の権威を脅かすような介入方法だと考えられていたが、現在では困難なケースに対する救いの手であり専門的知識を提供するものとして大いに敬意を払われ、歓迎されている。情報開示におけるコーチングと倫理コンサルテーションは、卓越した判断力や慎重さに加え、複数の分野にまたがる専門知識を必要とする点など、いくつもの点で似通っている。したがって、情報開示に対する支援を「対話コンサルティングサービス」という枠組みの中に位置付け、アクセス方法やマニュアルを倫理コンサルテーションとパラレルに構築した病院が存在する。

2. さらに最近、多くの病院が院内で発生する緊急事態、特に患者の急性増悪時に備えて、「ラピッド・レスポンス・チーム（緊急対応チーム）」を設置している。これらのチームの存在の背景には、すでに患者の治療に関わっている医療者の専門知識とは関係なく、このような緊急事態においては常に、外部の視点やさらなる技術をもたらす「もう一人」による手助けで事態が改善されるものだという重要な考え方が含まれている。したがって、情報開示プログラムを危機対応モデルに沿って位置付け、情報開示を要する緊急事態に直面した医療者に対してポケットベルによる呼び出しを使用するよう勧める病院もある。

現時点においては理想のモデルを決定するには至らず、さらなる熟慮が必要であるため、個々の病院はまず自身の文化とリソースに最も合致する手法から始め、その有効性や成果次第で順次修正していくべきであろう。

しかし、どのような手法においても、患者や家族がまず話したいのはコーチやリスクマネジャー、もしくはそのほかの施設の代表ではなく、担当の医療者である、ということが共通して言える。コーチの第一の役割はこういった医療者が十分に対話できるように支えることであって、コーチ自身が情報開示対話の過程に直接介入することではない。場合によっては、ある医療者について、患者や家族と適切にうまく対話を行う能力が無いと判断することもあるだろうが、彼らの本来の仕事は医療者が対話を行うための能力を補助することで、医療者に取って代わることではない。

情報開示コーチのための教育カリキュラム

我々はNQFのコーチングモデルと合致したワークショップをデザインし教えてきた。ここではリーダーシップと学習の観点から、コーチングの果たす役割に対する理解と実践に特に焦点を当てる。有害事象によって大きく影響を受けている患者や家族と関わる病院に変化をもたらすためには、コーチは飾りではなく権限と能力を備えた実質的なリーダーでなければならない。新たな試みを推進しようとするリーダーとして、コーチは学習における中心的なファシリテーターの役割を担うだけでなく、発展しつつある情報開示の手法の定着と実践のため、病院中の医療者に価値観、知識、技術を広める臨床実践教育者としての役割も担う。

さらに、学習における制度上のリーダーかつファシリテーターとして、コーチは間違いや失敗の扱い方に関して、明確な組織的変革のビジョンを有し、間違いはネガティブな事件として秘密にしておくべきだと考えてきた医療文化に対して、間接的にも直接的にも挑戦する必要がある。この点についてコーチは、「不完全性の美学」を受け入れることが医療機関において安全性を実現するために重要であるいう認識に基づいて、エラーに対する新たな態度を医療文化の中で提案していく役割を担う[146]。有害事象が発生し介入するにあたって、熟練したコーチは現状を正確に把握するだけでなく、今後事

態がどのように発展し得るかを想定できなければならない。熟練したコーチは自身のコーチングにおいてどう振る舞うか、具体的には透明性、経緯、責任、継続性、そして親身さをどう示すかが、患者や家族との情報開示対話において医療者に期待される態度のロールモデルとなることを認識していなければならない[147]。臨床医学教育におけるほかの効果的な教育方法と同様に、この教育は現実の実践に対して、リアルタイムで介入しようとしている。このような関係の中で生成する学習（relational learning）に参加する医療者は、患者や家族に対する透明性に関して事態が変わってきているという強烈なメッセージを受け、ロールプレイにおいて指定された診療状況の文脈の中で、この変化に参与するようエンパワーされていく。

　重大な有害事象が発生すると、コーチは当然、医療者、患者、家族すべてにとって倫理的にも感情的にも緊張が強い臨床の現場に介入することになる。したがって、このような状況下では関わる医療者の成長を促すにしろ、成長を阻害するにしろ、何らかの有益な学習経験を積むことができる可能性が高い。有害事象や医療エラーに対してどのようにアプローチしていくかの模索がなされていた時期においても、有能なコーチによる介入は、出来事の倫理的かつ感情的な衝撃にとらわれた医療者に対し無類の、強烈な学びを与える方法であった。それが文字通り「重大な事件」であるほど、このような実際のケースでのリアルタイムの介入は、時間が経つにつれて発展し将来もさかのぼって自省するための学習過程の力強い第一歩を提供することになるのである[148]。

第6章

コーチや医療者のための実践に基づく学習

　情報開示のための教育カリキュラムを設計する中で、有害事象や医療エラーの直後に患者や家族と対話することと、そのような対話に備える医療者を支援することの両方に関連する価値観、技術や知識を組み入れた学習活動の策定が課題となった。本章では、我々が教えてきた内容と、これまでに学んだ事柄について説明する。我々が教育活動で用いている関係的で実践中心の手法は、医療現場における困難な対話に焦点を合わせた教育ワークショップを何年にもわたって企画・実行してきた経験の中から生まれたものである[149,150]。この教育手法は、医療現場における最適な組織的学習のあり方をめぐる理解と啓発に注目する近年の一連の研究の中に位置付けることができる[151-153]。

　アリストテレスは、実務の熟練度であるプロネーシス（$phornesis$）と体系的知識であるエピステーメー（$episteme$）の2つを区別した。体系的知識は重要であるが、実践的知とつなげられなければ無意味である。これは医学全般について言えることである。たとえば、解剖学と病態生理学の知識は有能な外科医になるためには必要であるが、臨床に長年携わる中で育まれる実践

的な理解と組み合わせなければ価値がない。コンフリクトや感情の緊張をはらんだ状況下において思いやりを表すこと、明瞭に思考すること、そしてよくコミュニケーションを図ることといった、我われが強化しようとする能力は、主にベテランの医療者のプライベートな、もしくは専門的な経験の積み重ねから醸成されるものであるため、プロネーシスとエピステーメーのちょうどよいバランスを見出すことが、我われが教育活動を設計し実行する中で特に重要な課題であった。このような文脈においては、「有能であること」とは、振る舞い方に関する数々のテクニックを習得していることではなく、新しく変化し続ける状況においても常に重要な価値観や知識を具現化することができるような、柔軟な能力を身に付けることを意味している。

　したがって、情報開示やコーチングといった活動は真新しいものではなく、インフォーマルで、十分に検討されてこそいないものの、現に行われている多様な活動に基礎付けられているものだという考えを強調することが、我われの手法の重要な要素となっている。有害事象に関わった医療者にガイダンスを提供するなど、医局長や看護師長らは有害事象に対してさまざまな対応方法を考え出してきた。我われはワークショップを、これらの手法を見極め、うまく機能している取り組みについて学び、またどのようにして取り組みを改善できるかなどについて、安全で互いを尊重できる学習環境の下で共に検討する機会としてとらえている。

　情報開示やコーチングといった新しい取り組みに精通していく過程は、医療者が倫理的ジレンマの扱いに長けていくプロセスと多くの点で類似している。倫理原則や理論に対する学問的な理解は臨床倫理の専門家のトレーニング段階においては非常に重要であるが、現実に起きる実際のケースを解決できなければ有用とは言えない。したがって倫理的課題を検討するに際しては、ほぼすべての倫理教育プログラムが、特定のケースの細部や背景状況を最初の足場にしつつ、それに関するディスカッションを中心に学習活動を設計している。

　医療者はこれらの新しいコミュニケーションの手法にどのようにして取り

組むべきだろうか？　第1に、この取り組みに影響を及ぼす主たる価値基準、つまり医療における関係性を構築（および再構築）する価値基準について検討する必要がある。第2に、これらの出来事による感情的な影響を敏感に受けている者に思いやりと共感を示し、親身になる方法を知る必要がある。第3に、謝罪することの役割とその重要性を正しく認識することが必要である。第4に、これらの対話に双方向的かつ協働的過程としてアプローチする方法を知る必要がある。第5に、患者、家族、医療者のそれぞれの視座の違いを認識し、バランスを取る方法を知り、彼らを取り巻く組織文化を理解することが必要である。第6に、この新しい取り組みにおいて彼らを補助し支える実用的なガイドラインが必要である。そして最後に、同僚と共にこれらの新しい取り組みを行うための安全で互いを尊重し合う教育環境が必要である。

医療現場での信頼関係を（再）構築する価値基準

　まず倫理的要請の検討から始めよう。倫理的な主張だけで行動が変わるとは必ずしも言えないが、医療者に対して人間としてだけではなく、専門家としても相対することが重要であると我われは考えている。よって我われは、教育の場で、まず、有害事象や医療エラー直後の患者や家族、医療者により良く対応しなければいけない最大の理由は、「それが正しいことであるから」という、ルシアン・リープが長年主張し続けてきたメッセージから始めることにしている。

　医療エラーはそれ自体、一定の価値観に影響され導かれた人間関係のネットワークの中で生成する一連の出来事で構成される。これらの関係性の核たる価値観とは何なのだろうか。医療エラー直後の関係性の修復のために、これらの価値観はどのように作用することができるだろうか。我われは透明性、敬意、責任、継続性、親身さの5つの核たる関係的価値を認め、その頭文字を取ってTRACKと名付けた（**表7**）。しっかりと実践することで、こ

表7　関係的価値 TRACK

中核となる関係的価値	定義	望まれる実践的帰結
透明性 Transparency	オープンで率直で明確であることの基礎特性	必要とする情報やデータに適時にアクセスし入手することができた。
敬意 Respect	他者の価値、長所の尊重	助けてくれた人々から、人として尊重してもらった。
説明責任 Accountability	回答できる立場、責任を問われる立場	行為について責任ある人々が適切に責任を果たしてくれた
継続性 Continuity	一定の持続的ないし断続的な時間の特性	私が受けた対応は意味があり、一貫していた
親身さ Kindness	配慮と関心を伴う行為の基礎特性	温かさ、共感、思いやりをもって対応してくれた

Copyright 2007 Institute for Professionalism and Ethical Practice and Harvard Risk Management Foundation

れらの価値は医療エラーの発生によって崩壊し決裂した関係性の修復の過程を「たどる（track）」倫理的なロードマップとして医療者の役に立つであろう。これらの価値は患者や家族、そして医療者を含む、有害事象に影響されたすべてのメンバーのニーズにとって応答的なものである。

　医療のあらゆる方面で叫ばれているのと同様、我われは透明性が何にも増して重要になりつつあることをまず強調したい[1, 154, 155]。多くの評論家が主張するのは、21世紀において患者や家族からの信頼を維持しようとするならば、患者の健康に影響するあらゆる関連情報に対するアクセス権の拡大というかたちで透明性を向上することは、医療システムが経るべき必須の変化であるということである。

　医療の質向上の運動における、著名な活動家の一人であるドナルド・バーウィックは、透明性の価値を次のように説明する。「治療の過程を公開し、その内容について率直に検討したり、患者が自身に影響する治療に関する情報を得たりすることのできないような医療システムに将来はない。『秘密は無し』が新しいルールだ」[154]。有害事象や医療エラーの直後は、患者や家族に対して公明正大に接することが大変重要である。この時期における患者や家族にとっ

ては、何が起きたか理解し納得することが最大のニーズの一つである。すべての事実がいまだ判明していない状況においても彼らのこの作業を助け、その後も関連する情報を隠すことなく提供し続けることが医療者の責任である。

表7では5つの核たる価値の簡単な定義を説明するとともに、それぞれの価値に関する理想的な実践結果を示した。我われはコーチや医療者を招き、どのようにすれば有害事象の直後にそれぞれの価値が効果的に実践されたと確認できるかについて予想した。言い換えるならば、どのような結果をもって理想的に実践されたと考えればよいのだろうか？

たとえばこれらの出来事に影響された医療者、患者・家族に、数週間後もしくは数か月後に連絡し、彼らが経験した率直さやオープンさの度合いについて尋ねたとする。この場合、「私は必要な情報や説明を適時に受けることができた」という回答を期待するだろう。敬意の観点については、「私の治療にあたった人々は、私を一人の人間として尊重してくれた」と言ってもらえることが望ましい。もし対応した個々の医療者がそれぞれにふさわしく責任のある態度を取っていた場合、「皆がそれぞれの行動について応分の責任を取った」という返答が予想される。また、やりとりが連続的で首尾一貫していたならば、「私への対応はわかりやすく整合性のあるものだった」と言ってもらえるだろう。そして親身さについて尋ねた場合は、「私は温かく思いやりのある扱いを受けた」という返答が理想である。

親身な行動：感情移入と共感

> 親身さとは共感を行動に移したものである。感情移入と共感といった人間に必須の感情をもって、現実の生活で直面する無慈悲さ、放棄、思いやりの無さや孤独に対して思いを注ぐことである。我われは毎日無数の方法で、自身の苦しみや、他者が苦しむ姿を目撃している。
>
> SHARON SALZBERG, *The Force of Kindness: Change Your Life with Love and Compassion*

我われは有害事象や医療エラーに関わった患者や家族、医療者の苦しみを進んで目撃し、認め、その証人となることの重要性を根拠付ける根源的関係価値として、親身さの重要性を強調する。特に深刻な有害事象で重大な危害が与えられた場合には、患者や家族、医療者に対して、認識レベルで何が起きたのかを理解する手助けをするだけではなく、感情的なレベルでも有害事象による精神的な衝撃を受け止め、表現する手助けをすることが重要になる。医療者にとって事故直後の患者・家族に対して最も尋ねにくい質問は「この出来事をどのように感じておられますか？」「この出来事について何が最もおつらいですか？」といった問いであることは自明である。おそらくこれらの質問の尋ねにくさは、答えを聞くことのつらさにつながっているのだろう。なぜならその答えはおそらく医療者や治療チームに対する激しい失望は言うまでもなく、不安や悲しみ、怒りを表すものであるからである。

　親身な行動は感情移入、つまり「共に苦しむ」といったかたちで表れることがある。他人の体験する苦しみを完全に理解することは何人にも不可能だが、自身の人生で体験した苦しみの記憶をその人の痛みに結び付けて想像することはできる。また同様に、親身な行動は共感、つまり他人が体験していることを、本人になりきって具体的にどのように感じているのか理解しようと、より積極的に想像する試みとして表れることもある。

　医療教育において共感的な態度は、患者や家族の痛みを理解するための誠実な努力を通して彼らの苦しみに心動かされることとは対照的に、技術もしくは訓練によって身に付ける態度として教えられることがある。しかし我われは、特にトラウマになるような出来事を経験した直後の患者や家族は、その違いの峻別に比較的長けているということに気付いた。と言っても医療現場での出来事に対応したコミュニケーション技術を教えるのが間違いという意味ではなく、ただ究極にはそれらの技術の下敷きとなる人間性が重要なのだという意味である。

協働的な対話

　医療エラーが発生した直後の時期においては、患者や家族、また医療者の側においても同様に感情の高ぶりをはらんでいることが多い。強い感情は、有害事象があったのか、その有害事象がエラーに基づくものであったのか、そしてその場合はいかにして患者や家族にエラーの事実を伝えるべきなのかに関して医療者の判断を歪める可能性がある。コーチと医療者チームとの対話であろうと、医療者と患者や家族との対話であろうと、こういった要素が介在すると固有の困難さが生まれる。有害事象の直後にコーチが独特の方法で医療者と接触することで、医療者は落ち着きを取り戻し、その対応を患者や家族と接する際の参考にすることができる。

　事態が深刻であるような場合、直後の医療者との対話において、コーチは医療者に早急に知識と行動規範を吸収させようと、急いで大量の情報と指導を詰め込もうとして、伝統的専門家のような態度で振る舞ってしまいがちである。当該医療者も患者や家族と話すとき、同様の衝動に駆られる。現在進行中の、人生を揺るがす事件としての側面を十分に理解せずにもっぱら情報の伝達にばかり集中してしまうのだ。

　情報を十分に提示することは、コーチングにおいても、患者や家族との対話の過程においても、確かに中心的な側面ではあるが、どのような対話が行われるべきかにより注目できるかどうかにその成功はかかっている。対話という意味の conversation という単語は、ラテン語の *conversari* に由来しており、仲間になる、その場にとどまる、もしくは受け入れるといった意味をもつ。教育者として、有害事象が起きた際はコーチには医療者の仲間であり続けてほしいと思う。また医療者には、医療エラーがあったと知った患者や家族のもとにとどまってほしい。またコーチにも医療者にも、深刻な有害事象の直後に展開する現実の複雑なヒューマンドラマに寄り添ってほしい。これらがうまくいくためには、コーチと医療者、もしくは医療者と患者や家族と

の対話が協働的であることが必須である。対話の結果はだれか一人が主導し主張したものであってはならない。むしろ、参加者全員の「共有物」であるべきである。

これらの対話の双方向で協働的な性質を維持するためにコーチや医療者の助けとなるツールの一つに、問答形式（*ask-tell-ask*）のメソッドがある[156]。この手法は、個々人に対してある状況についてどう理解しているか尋ね（ask）、その理解に組み入れるかたちで追加の情報をわかりやすく伝え（tell）、それら提供された情報についてどう感じ、どのように理解しているかさらに尋ねる（ask）というものである。有害事象に関わった医療者とコーチとの対話や、巻き込まれた患者や家族と医療者との対話においては、対話の参加者個々人の理解の度合いがどの程度であるか、その状況、その時点でいかなる情報が必要とされているかなどの具体的文脈に応じて、何を話すかを決めるべきである。患者や家族との対話のための準備をするにあたっては、コーチは ask-tell-ask アプローチを確認し、その使い方の具体例を提示したり、場合によっては、ほかの医療者を招いて患者や家族との対話のための準備として、このアプローチを用いたロールプレイをしてみることも可能である。ask-tell-ask アプローチを試してみることで、コーチや医療者は効果的な対話の「交互運動」に取り組むことができ、相手の話をよく聞かずに話し過ぎる衝動を回避することができる[156]。

ケアリングと謝罪

情報開示に関する最近の文献は、有害事象があったときに、医療者に患者や家族に対して「申し訳ありません」と謝罪することを勧める記述に満ちている[127, 133, 157–160]。これについて、我われは、2種類のコミュニケーションを同一視する結果、情報開示に関する専門家の議論に混乱が生じているのではないかと考えている。つまり、共感の表明として「申し訳ありません（I'm sorry.）」と言う場合と、自身もしくは自身の所属する機関の行動に対する謝

罪として「申し訳ありません（I'm sorry.）」と言う場合である[116,139,161]。

　トラウマになるような有害事象を体験した患者や家族に対して共感や思いやりを示すにあたっては、心からの"I'm sorry."という言葉は（たとえば「とても残念です」といったふうに）、確かに不可欠である。人間の歴史を通して、気にかけている人間に何か悪いことが起きたときに使われてきたこの言葉は、有害事象があった患者や家族にとっては、医療エラーの有無にかかわらず非常に重要なのである。しかしながら悲しいことに、この"I'm sorry."という言葉は、何十年にもわたる弁護士やリスクマネジャーの「このような状況下においては、絶対に"I'm sorry."と言わないように」といった趣旨の忠告の結果、医療者が実際に使うことはなくなってしまっている。我われはコーチや医療者が、この言葉に倫理的な重要性や意味を付与する人間らしい誠実さと共に、この言葉を取り戻すことを推奨する。

　同時に、もう一つのポイントを強調しておきたい。医療エラーではないものの、深刻で望まない治療結果が発生したことに対する共感の表明として"I'm sorry."と言うことは、医療者が大小問わず回避可能であったか、より良い結果をもたらすことが可能であった場合について、個人もしくは所属組織が責任を取る必要があるときに言う"I'm sorry."とは別の文脈であり、違う意味をもつという点である[162]。このような理由から、我われは病院や組織としての説明責任の意味を含む後者の状況でのみ「謝罪（apology）」という単語を使うべきではないかと考えている。このような場面では、「このようなことが起きて申し訳ありません。私（たち）は過ちを犯し、それに対して責任を負っています」だとか「これは私（たち）の過ちであり、謝りたい」といった謝罪は極めて重要である[162]。もちろん、与えた危害もしくは潜在的な危害の重大さによって、表すべき謝罪の厳粛さや、後悔や呵責の念の深さはさまざまである。

　我われはこの2つの対話を区別することでコーチや医療者の負担を減らすことができることを学んだ。まず、彼らは本来の共感的姿勢や親身な配慮をやり取りの中で取り戻すことができる。また、医療者や彼らが所属する医療

機関が説明責任を負う場合、危害が軽微な事件であるか重大な事件であるかにかかわらず、患者や家族に対して謝罪することの重要性に焦点を当てることができる。我われの核たる関係的価値の文脈の中でこの区別を強調していくことによって、親身に行動することと謝罪することは、それぞれ情報開示対話における重要な構成要素として適切な役割を担うことになる。

複数の視点と拮抗する倫理規範

　透明性の実践に熟練したコーチや医療者は他者の観点を予測し理解することに長けている[163-165]。有害事象の直後に医療者にコーチングする場合も患者や家族と対話する場合も、複数の視点を理解する能力と、複数の視点を同時に扱う力量を要する。
　我われは特に3つの視点を理解し尊重すべきであると考えている。「患者と家族の視点」「同僚の医療者の視点」、そして既存の情報開示に関する要綱や透明性に関連した運営指針、リスクマネジメント事項、有害事象や医療エラーに関する組織全体の雰囲気や風潮を含む「組織文化の視点」である。これらの異なった視点が、あらゆる時点においてどのように協調し衝突するのかについて率直に検討することが重要である。
　特に構造の複雑な医療機関においては、有害事象や医療エラーの直後に効果的に介入しようとすると、必然的にさまざまな倫理規範の衝突の中に分け入ることになる。これら衝突する倫理規範をどのように認識し、比較し、バランスを取るかが成功に関わる重要な要素となる。このような衝突する倫理規範の例の一つに、患者や家族にとって何が起こったのかについて妥当で首尾一貫した説明を適時に受ける必要があることの重要性と、医療者にとって憶測や早まった説明を避け「事実」のみを注意深く積み上げることの重要性が挙げられる。また、コーチとしては、有害事象に関わった研修医についても本人の専門的教育のために情報開示に加わらせることが望ましいが、患者や家族と効果的なやり取りをするのに十分な精神状態にあるかどうかと天秤

にかけなければならないといった場面でも同様の倫理規範の衝突が見られる。コーチや医療者は、患者と家族を第一に優先すべき、という最も重要なルールを念頭に置くことで、これらの場面に日常的にちりばめられた対立する倫理規範を比較しバランスを取ることが可能となり、よって業務を改善しようと努力する臨床チームに対して貴重な指導を提供できる。

　コーチとして、医療者に複数の観点を理解し対立する倫理規範のバランスを調整するよう促すにあたっては、この新たな取り組みが院内においてどのような変化の過程や優先度の中に位置付けられているか、そして時には未対処の障壁や障害が存在することも含め、状況を具体的に認識することが重要である。我われが取り組んだ病院はどこも有害事象や医療エラーについて透明性を向上しようとする新たな方針を作成したが、患者や家族に対する早期の賠償や、すべての情報を公開することを決めた医療者に対して適切な法的保護を与えるなどの必要な改革が行われていない場合がほとんどである。透明性の価値観を十分に実現するために必要な全面的な変革を行う過程においては、これらの問題に対処することが不可欠であることを確認しておかねばならない。

第7章

情報開示対話のための
実践的ガイドライン

　指導者および医療者を援助し支えるための実践的ガイドラインを作成するうえで、我われは文献で入手できる情報を調べ直してまとめることから始めた。倫理に関する文献、実証的研究、そして、施設指針の再検討を通して、取り組み方に特定の違いは存在するものの、良好と見なされる患者や家族とのコミュニケーションには、患者と医師との関係性の維持を助け、少なくともいくつかのケースでは訴訟の可能性を減らすことに寄与していると思われる、ある特徴的要素が存在することが示唆された。

　たとえば、ギャラガーは、エラーが起きた後に伝えられるべき最低限の情報として、①エラーが起きたことを告げる明快な告知、②エラーの概要、原因、再発防止策の簡単な説明、そして③謝罪を挙げている[15,21]。ハーバード関連病院の開示に関する合意文書ではコミュニケーションに関して、以下のことが提言されている。①何が起きたのかを患者と家族に告げる、②責任を取る、③残念な思いを表明し、エラーがある場合は謝罪する、そして④同じようなエラーが今後起きないように講じられる再発防止策を説明する。

　全米医療の質フォーラム（National Quality Forum：NQF）も同じように、

有害事象が起きた後の患者との会話で欠かすことができないコミュニケーション要素のリストを作成している。上記で描かれたステップに加えてNQFは、コミュニケーションの予定、調査結果のフォローアップ、患者や家族、そして医療者の情緒的支援、および、システム向上プログラム開発に付随する、公正な文化構築に重点を置いた教育と技術向上を推奨している[166]。

コーチと医療者のために作成された我われのガイドラインは、数年間にわたる医療者への教育経験の成果物でもある。ガイドラインは絶え間なく発展し、そして精錬されてきた。ガイドラインは「just-in-time（危急の際）」のチェックリストとして利用されることが期待されている。提言の多くは、プロセス全体に責任をもち、医療チームのほかのメンバーを指導する者の存在を前提としている。理想的には、それはコーチの役割を担える人材であるべきだが、組織モデルとしてこのアプローチを採用していない病院では、臨床で指導的立場にある者であればよい。さまざまな仕方でこの役割は果たされていると思うが、我われはこの人材を「コーチ」と呼んでおきたいと思う。ガイドラインの簡略版は巻頭に収録されているが、ここではガイドラインの詳細を検討していく。

第1優先事項

医療チームは、患者の医療的ニーズに対して、十分配慮し続ける。

有害事象が起きた直後、医療者は患者の反応を恐れたり、あるいは、その出来事の自分への影響のことで頭が一杯になったりして、患者の医療的ニーズに十分に関心を集中しきれていないかもしれない。ゆえに、検討されるべき第1の問いは「今、患者はどういう状態で、すべての医療的問題について、しかるべき十分な注意が払われているか？」である。

主治医やリスクマネジャーを含む主要な人々に通知し、できるだけ早い段階で関わってもらうようにする。

　指揮系統のどこまで連絡が上がるべきかは、有害事象の状況、その重大性、そして前後関係によって異なる。どのような有害事象であっても透明性を維持することは当然と考える文化への変容を我われは目指しているので、情報開示は、エラーの程度にかかわらず、標準的手順となるべきである。もしある看護師の仕事量が原因で、患者の次の鎮痛薬投与にわずかの遅れが生じた場合には、特にだれかに知らせたり関わってもらったりすることなく、簡単な説明と謝罪を患者に行うことで十分かもしれない。しかしながら、医療者はどのタイプのエラーの場合に（夜間あるいは週末であっても）迅速な報告を要し、さらに病院指導者への即座の連絡を要するかについて認識している必要がある。

指定されたコーチに連絡を取り、打ち合わせの手筈を整え、情報開示の計画を立てる。

　繰り返しになるが、簡素で単刀直入な患者への説明で事足りる場合もあるものの、エラーが患者の治療あるいは患者の予後に重大な影響を及ぼす場合、通常、知識が豊富で経験豊かなコンサルタントあるいはコーチと共によく協議し情報開示を計画することが必要である。

　この場合、医療機関によってはコーチに決定権を与えるところがあるかもしれないが、ほとんどの医療機関は医療コンサルタントとだいたい同じ役割をコーチに求めるようである。すなわち、コーチの役割とは支援を提供し、実践的助言を与え、エラーに直接関与していない者の立場から広い見方を授けることである。情報開示の是非、および、開示されるべき情報の範囲に関する深刻な不一致はまれなはずだが、組織の指揮系統をさかのぼったさらなる議論が必要になるかもしれない。

　治療の主責任者である医師はしばしば、患者と話し合う必要があるのは自分たちだけだと思い込むことがある。しかしながら、文献および我われの経

験によると、ほぼすべての医療エラーにおいて複数の医療者が関与しているために、コーチは専門分野を横断的に代表するのが望ましいという見方が支持されている。同様に、医療チームのメンバー全員が、計画の時点から開示に関与し、患者や家族とのコミュニケーションに参与すべきである。

もし有害事象が医療機材の使用に伴って生じたのであれば、後の調査のためにそれらを必ず別に保管しておく。

　医療者はリスクマネジャーに連絡を取り、レビューや調査のために物品をどのように適切に保管すべきかについての助言を得る。

情報開示対話のための準備

医療者に協調的に働きかけ、ask-tell-ask メソッドを用いる。

　コーチは医療者に対して、起きた有害事象について何を理解しているかを尋ねたり、彼らの現在の理解度に合った目的情報をわかりやすく提供したり、彼らが与えられた情報についてどう理解し、どう感じたかを尋ねたりする。こうすることによってコーチは協働的アプローチがどういうものなのかを自然に医療者に伝えることができるのである。

　たとえば、コーチが有害事象の詳細を聴取した後、次のように尋ねたとしよう。「エラーは明らかに医療チーム側の責任であるという点について意見の一致を見たと思いますがいかがですか？」。もし応答が肯定的である場合、コーチは次のように続けてよいだろう。「これまで聞かせていただいた内容によると、医療者側に責任があるエラーがあったことは明らかなように思われます。何が起きたのかをわかりやすく患者さんやご家族に説明することに加えて、私たちは謝罪する必要があると私は考えます」。医療者がどう応答するかによって、コーチは次に「謝罪をすることについてどう感じられますか？　だれが謝罪すべきだと思いますか？　対話のどの時点で謝罪すべきだと思いますか？」と尋ねてみるとよいだろう。

コーチはまた、患者や家族との情報開示対話を協働的な双方向的プロセスとみなすように医療者を促すことで、彼らを支援することができる。コーチは医療者自身が双方向の対話を維持する方法として、*ask-tell-ask* メソッドを使うことを勧めることができるだろう。時には、コーチは具体的な例を示し、ロールプレイに参加を促すことによって、医療者に準備をさせることも可能だろう。

有害事象に関する情報を関わったすべての医療者から収集する。
　第一に、関与したすべての人々からできる限りの情報を得るべきである。より複雑で深刻な有害事象の場合、通常は小規模のチーム会議、あるいは、「秘密保持会合」が絶好の情報収集の機会である。それほど状況が複雑でない場合、より形式張らない情報収集のほうが妥当な場合があることは言うまでもない。

有害事象が患者や家族への開示が必要なレベルに達しているか否かを決定する。
　有害事象の開示に関して、役に立つ一般則が2つある。第1に、もし現在、あるいは未来において、有害事象の結果、患者の治療に変更が生じる可能性がある場合、有害事象は開示されるべきである。あるいは第2に、もし当該事象が自分、あるいは、自分の家族に起こったと仮定したときに、有害事象の発生を知りたいと思う場合、有害事象は開示されるべきである。より実務的なレベルでは、カルテに記載されているあらゆる有害事象は開示するのが賢明である。なぜなら患者や家族には診療記録への最大限のアクセス権が法的に認められており、カルテに記載されている有害事象が開示されていないという事実が明らかとなった場合、医療者側が有害事象を軽視しているどころか、隠蔽さえしようとしているとみなされる可能性があるからである。
　このやり方は理にかなってはいるものの、実は落とし穴がある。たとえ

ば、エラーが患者の治療経過および結果に大きな影響を与えていないがゆえに、患者や家族にとってもそれほど重要だとは思われず、その結果、エラーは些細な出来事のように感じられ患者に対して開示する義務はないと医療者が感じる場合である。これらの状況において特に重要になってくるのは、患者の視点から状況を理解するように心がけることであり、そして、患者はある種の事象を医療者が見るよりもはるかに重要だとみなす可能性が高いということを正しく理解しておくことである。

よく議論の種になるのが、ニアミスである。一方では、ニアミスの開示は患者の不安や心配を増加させるだけで、何も益がないように見える。しかし他方では、特に患者がルーチンではない異常な何かが起きたことに気付いている場合、患者との信頼関係を維持し、そして「何かが秘密にされている」という印象を避けるために、やはり開示は必要だと思われる。

この対話はまずもって患者と家族の利益のためにするのであり、医療者のニーズは別に分けて扱われるべきことを医療チームに再確認させる。

有害事象と医療エラーの発生に伴い、迅速な患者の治療から根本原因分析の実施、そして改善計画の策定に至るまで、医療者が検討しなければいけない重要項目がたくさん出てくる。しかしながら、患者および家族との最初のミーティングで医療者がしなければいけないことは彼らに情報を提供し、彼らが必要とする支援を提供することだけである。医療者が気を付けるべきことは、相手を批判し、欲求不満を吐き出し、あるいは、自分の利益を追求する機会として、このミーティングを利用しないようにすることである。

ここでコーチないしリーダーは、心を一つにした家族へのメッセージを医療チームが準備するのを手伝ったり、医療者が家族との対話の機会を事実について対立的に議論するために、もしくは、責任を検討するために利用しないように確認したりして、重要な役割を果たすことができる。この点について、次のようにはっきりと述べておくとよいだろう「今の状況が皆にとってどれほど困難なものであるかを私は知っています。でもこのミーティングの

目的は患者と家族を支えることであって、不一致を解決したり、相手を非難したりするためではないのです」。

どの医療者が最初の話し合いに参加するかを決定する。

　一般原則として、有害事象で主要な役割を果たした医療者は全員が、患者や家族との対話に参加するべきである。なお、家族が複数の医療者に対して威嚇や脅迫をするかもしれないと信じるに足る理由があり、医療チームのメンバー自身、激しい怒りを感じたり、自分の考えに夢中になり過ぎたりするあまり、チームの一員として話し合いに参加することが難しいとき、もしくは、医療者が感情的に混乱しており、生産的な貢献が望めないときは、例外的に該当する医療者の不参加が検討されるべきである。より経験の浅い医療者の支援役として、診療部長や看護師長などの臨床で指導的立場にある人々の参加が適切であると思われる場合、彼らの関与を検討するとよいだろう。病院リスクマネジャーないし臨床外の関係者は通常、誤解を招くメッセージを患者や家族に送りかねないので、最初の話し合いへの参加は控えるべきである。

対話の場で、患者や家族をサポートできる者がだれかを見極める。

　緊迫した状況で患者や家族を力付けるために必要なのは、彼らを取り巻く支援のネットワークである。ここでの医療者の役割は、患者や家族を助けてくれそうな友人、家族や親族、かかりつけの医療施設スタッフ、および聖職者などを、家族自身が見極められるように働きかけることである。病院に所属するソーシャルワーカーは、これらの個人に連絡を取り、話し合いに参加してもらうように交渉することにより、有益な貢献をしてくれる。もし患者・家族が外国人であれば、おそらく通訳が必要になるだろう。たとえ家族が通常医療のレベルで医療者と意思疎通を十分図れるだけの会話能力を有する外国人であっても、このような類の話し合いに伴うストレスの大きさを考慮するならば、通訳の存在は彼らにプラスに働くと思われる。

話し合いの進行役を決定する。

　多くの場合、患者と家族は悪い知らせについて、これまで関係を重ねてきた医療者から直接聞きたいと思うものである。ほとんどの場合、主治医がこれに当たるが、しかし、患者の治療全体をよく把握している看護師もしくはかかりつけ医がこの役割を果たす場合もある。状況によっては、病院執行部のメンバーが対話に加わることが必要な場合もあるが、深刻な有害事象直後の余波の只中であっても、臨床で治療が継続的に提供され、医療者側の義務感と責任感に触れるとき、家族は安心するものである。

伝えるべき重要情報について合意する。

　医療チームが対話の進行を立案する段階で、たとえ直接に求められていない場合でも、患者や家族と共有するべき情報の主要な内容について意見の一致を図ることは非常に重要である。後述するように、その時点で知られているすべての事実が開示されるべきであり、かつ、憶測は開示されるべきではない。そして、医療チームは患者や家族から尋ねられるかもしれない質問を予想し、その時点で明らかになっている事実を超えないように細心の注意を払いながら、表明された懸念に対する回答を用意しておくべきである。

　医療チームが事前に、たとえば複数の異なるシナリオをコーチと共に（コーチが患者役を務める）ロールプレイをすることで、患者・家族とのコミュニケーションに備えられるように促すことも検討すべきである。関係者にとってこのような事前演習は、自らの考えや気持ちを言語化し、また、彼らが患者や家族との話し合いの最中に躓いたり、不毛な語りに陥ったりする可能性を減らす絶好の機会なのである。

対話のための最適なタイミングと環境を決定する。

　医療者にとって共通のジレンマは、有害事象の詳細について、まだ不明な部分が多くても直ちに患者・家族と対話を始めるべきか、あるいは、数時間でも、より多くの情報が収集されるまで待つか、というものである。一般に

は、最初の対話は、早い時期に始めるべきであり、ほとんど常に、24時間以内には開始するべきである。時機を得た対応をすることで、患者や家族に対する真剣さと、関係を続けていく意欲を伝えると同時に、医療チームが有害事象を隠すために「時間を稼いでいる」という印象を与えずに済むのである。しかしながら、早期の話し合いをもつということはすなわち、その時点で事実の多くはいまだ明らかにされていないということである。この点を踏まえたうえで医療者は、患者や家族に対して、現時点で明らかになっていることを伝え、明らかになり次第、さらなる情報を速やかに伝えることを約束して安心してもらうように努めるべきである。

医療における難しい対話の場面では、場所は非常に重要である。患者が話し合いに参加できるように、狭いベッドサイドを対話の場所に選ばなければならないときもあるだろう。それ以外は、ベッドサイドから離れて、皆が快適に座ることのできる静かな場所が理想的である。携帯電話の電源を切り、話し合いの間の自分の仕事を同僚にカバーしてもらう手配を忘れないようにしておくことも重要である。

フォローアップに対応する主要責任者を決定し、患者や家族に明確に伝える。

初期対話において医療者は、微妙で切迫した状況の中で、患者・家族との関係性の断絶状況への対応に追われると同時に、脅かされて傷付いた信頼関係の再構築に努めるという立場に立たされている。それゆえに、医療者が自らの説明責任を果たし、可能な限り継続してフォローし、対応していくことが重要になる。そのために必要な行動とは、適切な情報が理解・共有されることを保証し、フォローアップの対話が必ず開催されることを約束し、対話に参加すると表明した医療者が、実際に約束を果たして参加することである。

医療チーム内で、患者の文化、医療に関する知識、障害、および、落ち着きの程度などが対話にどのような影響を与えるのかを話し合っておく。

対話の前に、コミュニケーションに関する患者と家族のニーズと選好について、きちんと協議しておくことは役に立つだろう。対話において正しい感情のトーンを取ることや、患者と家族の認知能力を理解しておくことは非常に重要である。医療者が過剰な医学的知識を振りかざしたり、医学用語を使用したりするとき、患者は軽視されていると感じることがあるが、しかし同時に、医療者が診療について簡略化し過ぎたり、見くびった態度で話すときも患者は憤りを感じることがあるのである。

怒りにとらわれている患者や家族は、感情を込めて案じる医療者に対してもうまく対応できないかもしれないので、少なくともある程度の信頼が回復するまでは、より控えめな態度で接するほうがよいだろう。医療者は患者や家族の赤裸々な悲しみ、辛辣な怒り、無表情といった普段の振る舞いとは異なる対応に直面する用意をしておくべきである。暴力の可能性がある場合、医療者は、適切な話し合いの場所を選択したり、状況に応じて警備担当者に関わってもらったりするなどのしかるべき予防策を取る必要がある。

患者や家族との対話

ケア・マインドと人間らしさを対話の中に生かす。

有害事象とエラーの直後に患者や家族とコミュニケーションを取るために、特別なコミュニケーションスキルを身に付ける必要はない。重要なのは医療者が、医療エラーの際の対話を特別視することなく、自分たちが日々の診療の中で実践してきた、正直で思いやり深く共感的な患者や家族との対話と大きな違いはないことに気付くことなのである。

これに関連して、患者や家族と関わり合ううえで、個々の医療者はそれぞれ異なる流儀、異なる長所、そして、異なる弱点をもっている。コーチやリーダーは、医療者が自分らしくいられるように助けたり、対人関係におけ

る長所を伸ばすように援助したりすることができる。同時に、このような状況の中で患者や家族は医療者に対して、向き合おうとする誠実さや真摯さを求めているのだということを認識しなければいけないのである。

信頼が損なわれたとき、関係性を再構築するのに役立つ、関係性の中核的価値を意識しておく。

　信頼は患者や家族との関係を維持するうえで必須条件であるが、深刻な有害事象もしくは医療エラーは、信頼関係を決裂させてしまうことを医療者は銘記しておくべきである。医療者は患者や家族に向き合う中で、透明性、敬意、責任、継続性、親身さという関係性の中核価値に従って懸命に努力し行動することによって、信頼関係の再構築への確かな一歩を踏み出すことができるのである。

黄金律を適用する――もしあなたが患者であれば何を聞きたいと思うだろうか？

　先に述べたように、対話を準備するうえで最も難しい問題の一つは、何が起きたのかについてどの程度患者や家族に伝えるのかを決定することである。競合するさまざまな要素がこの決定に影響を与えるが、繰り返しになるが、自分がしてほしいと望むことを、他者に対してもその通りに行えとシンプルかつ説得的に命じる「黄金律」を参照することが多くの場合、役に立つのである。もちろん、このアプローチの落とし穴は、患者と家族の選択および希望が必ずしも医療者が想定するそれと一致しないという点である。しかしながら、黄金律は一般的に良い出発点であり、また、患者や家族との対話は、何よりもまず、彼らをていねいに扱う機会にほかならないということを我々に思い起こさせてくれるのである。

患者と家族の苦難に対する配慮と共感を伝える。

　家族への調査によると、最も重要で、かつ、しばしば満たされないニーズ

の一つとして挙げられているのが、痛みと苦痛を医療者にわかってほしいという欲求である。配慮と共感を伝えることによって思いやりを行動に表すことに加えて、患者や家族の苦難を認め承認する努力を言葉にして表現することが役立つ場合がある。「このようなことが起きてしまい、私たちは非常に心を痛めています」「これはあなたにとって悪夢のような出来事だったに違いありません」「あなたがどんなにつらかったのか、私は想像することすらできません」などの言葉は、信頼関係を再構築するプロセスを始める助けとなるだろう。

話し合いでのアジェンダを決定する。

　有害事象もしくはエラーが起きた後の最初の話し合いは、患者や家族にとって、緊張を伴うものになる場合がある。治療を受け、さまざまな医療者と普通の会話を交わすといった臨床での日常は、事件を境に一変し、患者や家族は主治医やほかの医療者、中には今までほとんど会ったことがない医療者もいる状況で、より形式張った対話をしなければならなくなるのである。医療者は、患者と家族が話し合いの目的を知っていると思い込み、結果的に混乱を招き、過剰な期待を抱かせてしまうこともある。それゆえ、話し合いの進行役を務める者は、話し合いが行われる目的、話し合いでのアジェンダ、および、医療チームが目指すゴールを確認することから始めることを覚えておくべきである。進行役は、次に、家族がこのアジェンダを受け入れることができるか、アジェンダが彼らのニーズを満たしているか、あるいは、加えて検討してほしいほかの問題は無いかを必ず患者や家族に確かめる必要がある。

ask-tell-ask メソッドを用いて協働的コミュニケーションを図る。

　医療者は感情的反応や気まずい沈黙を避けるために、患者や家族に対して長々と、何が起きて、どのような再発防止策が取られる予定かを、医学的見地から一方的に説明したくなるかもしれない。医療エラーについて、患者や

家族に必ず伝えなければならない重要な情報は確かにあるが、鍵となる課題は、患者や家族それぞれの個別的ニーズや選好に合わせて、情報開示対話がカスタマイズされるように努めることである。対話をカスタマイズするためには、十分な双方向の往復コミュニケーションが必要である。*ask-tell-ask* メソッドは、この相互行為の促進を支援してくれる

　たとえば、医療者が「今日起きた出来事についてあなたがどれくらい理解しておられるかを把握することが大切ですので、その点につきお話ししてもらえませんか？」という具合である。回答を聞いた後、医療者はたとえば次のように言ったりする。「確かに、あなたが指摘された通り、薬剤の過剰摂取がありました。しかし、さらに共有したい追加情報がいくつかあるのです」。その後、応答次第で、医療者は以下のような質問を投げかけてみるとよいかもしれない。たとえば、「互いに十分、意思疎通できたかどうかを確かめるために、私から聞いて理解されたことを話していただけませんか？」「今日起きたことについて、ほかに私に尋ねたいことはありませんか？」「起きたことに対して、どのように感じておられますか――安心していただくために、私たちに何ができるでしょうか？」という具合である。

現在明らかになっている事実を明瞭に述べる。

　患者や家族との話し合いに共通する指針として挙げられるのが、現時点で明らかになっているすべての事実を開示することについては何ら法的リスクはないということである。実際、法的手続きで事実は必ず明らかになるのであり、早い段階で事実が明らかになる場合は、ほぼ必ず医療者側に有利に働く。それゆえ、問題やリスクのありかは、むしろ何が「事実」に当たるのかを見極め得るか否かにある。

　優れた医療者とは、比較的限られた事実を病歴や身体所見、そして検査値からすくい上げることにおいて、かつ、なぜ患者が病気なのかを完全に説明する物語を作り上げることにおいて、よく訓練されているものである。さまざまな意味で、これが優れた診断医であることの本質であることは疑う余地

がない。しかしながら、有害事象という文脈では、この長所がマイナスに作用しかねない。患者は一般的に、新しい情報に応じて治療計画が変更されることに対して非常に寛容である一方、有害事象や医療エラーが起きた後の対話では最初の説明に固執してしまうことがある。その結果、新しい情報に応じて物語が変化するとき、彼らはその変化を、真実を隠蔽する試み、あるいは、責任逃れと解釈してしまうことがあり得るのである。それゆえ、有害事象の文脈では、より洞察的かつ慎重にポイントをつなぎ、限られた情報から全体を推測しながら、自身のコミュニケーションスタイルを変容させていく必要が出てくるのである。有害事象についての最初の説明はしばしば不完全で、まれに完全に間違っていることさえあるとリスクマネジャーは警告している。それゆえ、患者や家族と会う前の最も重要な課題の一つは、このケースの何が周知の「事実」であり、どの所見が推測や憶測に当たり、さらなる解明が必要なのかに関して一致しておくことなのである。

　医療者が念頭に置いておくべきだと感じる洞察に、患者は、自分に起きたことや、自分が置かれている現在の状況を納得的に理解させてくれる説明を聞きたがるということがある。たとえば、患者や家族は一般的に、すべての事実を1回目の話し合いで直ちに入手することは難しいと理解することはできるものの、周知の事実が彼らに伏せられているように見えるとき、あるいは、事象の発生から数日が経過したにもかかわらず、検査値やレントゲン検査の結果が依然として「見当たらない」もしくは「不明である」と告げられるとき、態度を硬直させ、聞く耳をもたなくなることが多いのである。

事実の開示が患者や家族にとって即座には利益にならないかもしれない、まれな状況なのかどうかを検討する。

　医学における真実告知の原則に対する例外は、「治療上の例外」として伝統的に認められてきたものである。すなわち、開示が患者に害を及ぼす場合に限って、医療者は患者への情報開示を差し控えることが伝統的に認められてきた。倫理的にも法的にも了解されてきたこの原則は、特に有害事象と医

療エラーの文脈においては、厳密かつ慎重に解釈されるべきである。この状況をさらに複雑化させるのが、次のような医療者の思惑である。有害事象や医療エラーの只中にいる医療者は、しばしば患者や家族との困難な話し合いを避ける絶好の口実として、この「治療上の例外」を利用したいという思いに駆られるのである。それゆえ有害事象では、医療者は患者や家族が話し合いを始める準備ができ次第、開示を行うよう最大の努力を払うことを一般原則とする。この原則に相反する決断を下す場合、高い正当化の基準が満たさなければならない。実際に、ある病院では、非開示を選択する前に、倫理委員会からの事前のコンサルテーションを受けることが、開示方針の中で明確に義務付けられているのである。

常に思いやりの心を伝え、しかるべきときに謝罪する。

　人間社会は、謝罪と遺憾の念を表わす表現について、結果としての補償と許しへの期待を伴う、非常に複雑なシステムを作り上げてきた。残念なことに、医療エラーを取り巻く言葉の検討の多くは、単純なフレーズとしての「申し訳ありません（I'm sorry.）」に焦点を当ててきた。だれでも幼い頃に、遊び場で起きたトラブルを解決するうえで、このフレーズが発揮する力について両親や先生から学んできている。しかし、それだけでは、このフレーズが臨床現場で作用する際の複雑さを十分にとらえているとは言いがたい。

　先にこの問題の微妙さについてより詳細に議論したが、ここで改めて、ある常識的な区別を示しておくことは有益であろう。患者の体験に対して、「このようなことが起きてしまい、とてもお気の毒に思っています」という具合に、共感と配慮を表明することは常に適切である。しかしながら、有害事象が明らかに医療エラーの結果であると示唆する事実がある場合は、有害事象に対する個人的ないし組織的責任もまた表明されるべきである。医療者は「これは私たちの過失でした、本当に申し訳なく思っています」と患者に伝えることで、心理的に浄化されたような気持ちになれるかもしれないが、まだ諸事実が真であると確認されていないときに、自分自身や他者のために

そのような責任を引き受ける発言をすることは、不当であるばかりか非倫理的である。

患者の治療のために何がなされたかを説明し、今後の治療計画を説明する。
　有害事象が起きた後の最も重要な第一検討事項は患者の治療であるという原則を踏まえたうえで、医療者は現在の状況を患者や家族と共に確認しながら、今後も患者の治療を可能な限り途切れることなく進めていくことを伝えるように促されるべきである。

臨床的治療関係が維持可能か、あるいは、治療を代わりの医療者に移行すべきかを評価する。
　患者はいつでもほかの医療者ないし施設への転院を希望する権利を有しているが、有害事象直後の余波の中での転院は、患者の最善の利益にならない可能性がある。ゆえに、医療者は通常、患者や家族と協力して信頼を回復し、臨床的継続性を維持する道を探るべきである。時には家族にセカンドオピニオンを提案したり、ほかの臨床的見識を得るために追加の補助的専門職の関与を示唆したり、もしくは、治療が軌道に乗っていることを伝えて家族を安心させることが有益でかつ十分である場合もあろう。

有害事象は徹底的に調査され、明らかになり次第、すべての情報が速やかに伝えられることを患者・家族に約束する。
　早い時期に、有害事象とエラーの開示をめぐって組織として関与する場合の課題の一つは、医療者がしばしば、最初の話し合いの時点では、ほとんど何もわかっていないこと、および、情報と説明の大部分は、さらなるデータの収集を待たなければできないということを、患者や家族に告げて理解してもらわなければいけないことである。これは確かに患者や家族にとって受け入れるのが困難なことかもしれないが、医療者は時期尚早の「全部まとめると……」的な説明をしたくなるプレッシャーに抵抗する準備をしておく必要

がある。それよりも医療者は、調査が迅速かつ徹底的に行われる予定であり、もし過ちがあったと認められる場合、すべて開示される予定だということを家族に伝えて安心させることに集中すべきである。さらに医療者は、患者と家族に対して、病院はどのようなエラーにも対応していくこと、また同時に、同様の有害事象が将来再発するリスクを最小限にする対策を講じていくこと、そして、もし家族が希望するのであれば、これら安全対策の詳細情報を提供してフォローアップを継続していくこと、などを約束して安心してもらうこともできるだろう。一部の組織は、根本原因分析を迅速に実施し、当該事象の原因に関する情報をできるだけ早く開示して、家族の待ち時間を短縮するように尽力することをはっきり明示している[139]。

経済的補償についての問いは適切で正当だということを認め、しかるべき資格や権限をもつ者がこれらの問いに答えることを了解する。

　有害事象ないしエラーに関連した追加費用を病院が負担してくれるのか、交通、食事、宿泊についてのバウチャーが提供されるのか、あるいは、病院は損害について直接賠償してくれるのかなど、家族が経済的問題について尋ねてくることについて、医療者はしばしば気をもんでいる。医療者は善意と共感の証として、これらの要求に応えなければならない気持ちに駆られるかもしれない。しかし医療者はこのような要求が来ることを予測し、これら問題に応答する権限がある場合を除いて直接答えないように忍耐する心構えをしておく必要がある。なぜなら、そのような要求に直接答えることによって、速やかに順守できない結論を、当該の医療者ないし施設にもたらしてしまうかもしれないからである。

　医療者はこれらの要求に対して、次のように対応すべきである。すなわち医療者は、患者や家族にとってこれらの問いは適切かつ正当であることを認めたうえで、適切な資格と権限を有する病院職員がこれらの要求に対応していくことを伝えるのである。そして、これらの疑問は速やかに安全管理部門の担当者に伝えられるべきである。そうすることによって、彼らも家族に対

して、時機を得た仕方で直接的に応答することが可能になるからである。特に最近の病院は、患者への治療サービスが終了すると同時に、患者および第三者支払機関へ請求書を発行する仕組みを採用していることが多いので、追加情報がそろうまで請求書の発行を遅らせる方法を確立しておいたほうがよいかもしれない。

支援サービスを提案する──組織付きのチャプレン（聖職者）、ソーシャルワーカー、ペイシェント・アドボケイト。
　臨床で実際に患者と関係している人が、最初の対話に出席するというのが通例であるが、有害事象やエラーを経験した人を支援するために、病院付きのチャプレンやソーシャルワーカー、ペイシェント・アドボケイトなどの人的資源を病院が用意していることを、医療者は重視すべきである。医療者はこれらの人々に連絡を取り、必要に応じて協力を求めるように患者・家族に勧めるとよい。重要な補助的リソースとしては、医療的に誘発されたトラウマ支援サービス（Medically Induced Trauma Support Services：MITSS）などがあり、インターネット上のサイト（www.mitss.org/）を介して利用可能である。
　すでに述べたように、信頼を再構築し維持するための重要な要素は、フォローアップの計画を立て、この計画を確実に実行することである。話し合いの終わりに、今後の面談の計画をきちんと話し合っておかねばならない。最後に、経験してきたことを患者や家族は認知してほしいと願っていることを踏まえて、医療者は、有害事象が医療エラーの結果であるか否かに関係なく、患者および家族の痛みや苦しみに関心を示し、それを共感的に表現したうえで、話し合いを閉じるべきである。

開示は必ずしも感謝や許しによって報われるとは限らないことを認識しておく。
　謝罪が必要な状況になったとき、遺憾と自責の念を表明する機会を与えら

れた医療者は、大きな安堵感と癒しを覚える経験をするだろう。しかし医療者は、患者や家族からの許しが無い限り、真の意味での解決とは言えないと感じ、彼らからの許しの言葉を欲するかもしれない。

とはいえ、多くの場合、最初の話し合いで許す準備ができている患者や家族は少なく、中にはいつまでも許す気になれない患者や家族もいるのである。このような場合、許されることで得られる安堵感を感じることができないまま、謝罪という行為を通して脆さを露呈してしまった医療者が、さらに抑圧を感じていく可能性を秘めている。困難な話し合いの中で、この心の力学を回避することはできない。したがって、医療者の許されたいという期待が満たされないとき、それがどのような情緒的影響を彼らに及ぼすかについて事前に心得ておくことは、医療者にとって有益なことかもしれない。

書類作成とフォローアップ

面談後のインフォーマルな場で、可能ならばいつでも、当該事象を再検討する。

患者や家族との話し合いの唯一の目的は、彼らへの支援を提供することだが、これらの話し合いはしばしば、医療チームの中に、不透明な未来の責任、有害事象に対する調査の内容に関する疑問、そして、責任を追及し批判することで必ず生じる人間関係の緊張などの新たな懸念事項や緊張を生み出すことがある。医療者は患者や家族との話し合いの後に可能な限り集まって、理想を言えばコーチないしリーダーの同席の下、有害事象について検討するように心がけるべきである。

関与した医療者の感情的および心理的ニーズを評価し、有害事象によって影響を受けた医療者のフォローを確実に行う。

コーチやリーダーは、不安、怒り、恥の感覚はごく普通で当然の感情だということを、医療者に強調すべきである。この状況に置かれた医療者に対し

て、支援のためのリソースが日常的に提供されることを改めて伝え、支援とは、決して不十分な対処ないし状況処理能力の欠如を補うための支援ではないということを、再度確認して安心させるようにするとよいだろう。この場合もやはり、MITSS が役に立つかもしれない。

話し合いの内容を医療記録に記載する。

　医療記録には、患者や家族と医療者との最初の話し合いの要約が記載されるべきであり、それには、有害事象に関する諸事実、最初の話し合いの概要（出席者リストを含む）、提供された治療の説明、および、今後の治療計画などが含まれねばならない。

コーチによる介入を医療記録に記載しない。

　たとえば NQF によって推奨されているようなコーチングモデルを公式に導入している施設では、コーチから医療者への助言を医療記録に記載すべきか否かが問題になるかもしれない。我われはその助言を医療記録に記載すべきでないと勧告する。この勧告の根拠は　医療記録が患者の治療の記録であり、かつ、医療記録は医療者と患者との間の交流の記録にほかならないという事実に依拠している。すなわち、コーチの目的はスタッフに支援、情報、そして、カウンセリングを提供することなので、そこで話される主題や内容は、患者の医療記録に記載するにふさわしくないからである。

第8章

体験実践を通した学習

　いったん情報開示の中心を成す価値観、知識および柔軟なガイドラインを身に付けたのちは、それが実践される過程を観察し、かつ実践に反映させることが重要となる。我われのワークショップでは、一つの典型事例を素材に詳細に体験してみることで深く掘り下げるとともに、多様な事例をより簡単なやり方で議論することで幅を広げていくよう試みている。この典型事例は、実際の事案に基づいたものではなく、異なる専門性、職業規律、背景をもつ多様な医療者にとって、親しみのあるわかりやすいリアルなシナリオ——呼吸停止に至る誤薬の事例——となるよう構成されたものである。以下で、このケース・シナリオのナラティヴを記述し、参加者がこのケースにどう対応したかの異なるいくつかの代表例を要約してみることにしたい。
　最初に強調しておきたいのは、この体験実践の目的は、あるアプローチが良くてほかは良くないといった評価をすることではないという点である。そうではなく、一つひとつのワークショップにおいて、シナリオと、演者と、参加者が創り出す臨床実践の、その都度生まれる固有の「時間」——参加者たちが、個人でも、また全体でも、発生した課題に対応するために、知識と

基礎スキルを深めていくための自省の機会にほかならないのである。

　患者とその夫の役割はプロの役者が演じる。ワークショップの前に、参加者の中から、一定の考慮によってコーチ役を選び出す。通常、病院ですでにインフォーマルにそういう役割を担っていて、その点でほかの参加者の信頼を得られ、またコーチ役を負担なく演じられる医療者を選択している。

　コーチにとって最初の重要なステップは、主要な関係者に何が起こったのかを検証し、患者・家族との最初の対話の準備を行う「準備会議」を組織することである。そこでまず、我われはコーチ役に、準備会議にだれとだれを招集するかを尋ねる。常にコーチ役は、主治医、外科研修医、担当看護師を含めるよう要求する。コーチ役によっては、これに加えて、当該部署の看護師長、ソーシャルワーカー、チャプレン（聖職者）の参加を求める。参加者は、これらの役割に希望に応じ振り分けられる。我われは通常、各役割が、それに応じたバックグラウンドをもつ参加者（たとえば、看護師役は看護師の参加者など）によって担当されるようにしている。これによって体験実践が、より現実的なものとして体験されることになる。このコーチングおよび情報開示の体験実践において、参加者は現実の場面と同様に対応することが要請される。

　体験実践は、部屋の前方で、2部構成で実施される。最初の10〜15分、コーチ役は準備会議のメンバーとして招集した参加者と会合を行う。ここでの会話で、コーチ役は、一連の複雑な作業に直面することになる。この短い時間に、コーチ役は、事案に関わった者たちの心理状態について評価しなければならない（「会合に参加するには怒りや興奮が強過ぎる者はいないか」「患者・家族との面談にチームプレイの役割を果たす能力があるか」など）。患者・家族との面談にどの医療者が対応するかを決めることに加えて、コーチ役は、チームが患者・家族との対話のアジェンダを構築し、何が語られるべきかのプランを作成するのを手助けしていく（「この時点で患者・家族と共有できる、またすべき事実は何か」「憶測や推測を避けるべき不確定な領域はあるか」「謝罪を行うことはこの状況で適切か」など）。またコーチ役

は、チームが患者・家族から向けられ得る難しい質問を想定することをも援助しないといけない（「今回のことで発生する医療費はだれが負担するのか」「もうこの看護師には担当してもらいたくないと言ったらどうなるのか」など）。

　コーチ役が、チームが十分に患者・家族との面談に向けての準備ができたと判断したら、ワークショップでは、第2部の対話場面へ向けて準備をする間、短い休憩を取る。対話場面は、患者のベッドサイドとなる。患者役は病衣を着て、点滴を受けており、夫が傍らに座っている。開始の合図とともに、情報開示対話が始まる。我われの体験実践のやり方は即興的なものである。すなわち、対話の流れも内容も、個々の体験実践の固有の相互作用から個別に自然に生成してくるものにほかならない。この点で、我われの学習アプローチは、固定したスクリプトに基づき演者が実演していく「標準化された患者」を用いた方法とは、一線を画すものである。我われの体験実践では、患者・家族役は、正直でケアマインドにあふれた医療者が演じた場合、いったん壊れた関係が修復され始める過程に安心を感じ、心を開いて向き合う傾向が見られる。医療者役が、情報を隠している、あるいは正直ではないと感じた際には、不安が増し、怒りを感じ、要求も強くなっていく傾向がある。

ブリジッド・オマリーの事例

　我われが用いているのは、次のような仮説事例である。ブリジッド・オマリー夫人は、試験開腹により腸閉塞の溶解剥離を受けたのち、がん病棟に入院中の、そのほかに問題はない45歳の女性である。2年前に、結腸がんの既往歴があるが、外科的切除および化学療法が成功し、現在は回復していると考えられている。

　外科の研修医であるアラン・ジョーンズ医師が、術後のオーダーを行った。その一部を図5に示した。注目すべきは、彼が、患者にPCAを開始す

Boston General Hospital

Prescriber's Orders

O'malley, Brigid
267-89-431

☐ NKDA Allergies / Adverse Reaction _____
Dose Basis Weight: _____ kg Height: _____ cm BSA: _____ m²

Medication Orders: drug name (generic preferred), dose in metric units (avoid mL, see exceptions in formulary), route, frequency, ± PRN reason
IV fluids: base solution, any additives (mEq/L, see exceptions in formulary), rate (mL/hr)
PROHIBITED ABBREVIATIONS: MS, MSO₄, MgSO₄, U, IU, QD, QOD, μ, μg, lack of leading zero, and trailing zero

Time	Orders	Signature and Credentials	Pager #
8/30 11AM	Admit to Oncology – GenSurg Service		
	Dx – S/P Ex Lap, Lysis of Adhesions		
	Cond – Stable		
	NKDA		
	VS q 4 h, Check Dressing q 4 h + prn		
	Bedrest, Strict I/O, NPO		
	NG to LWS		
	D5 ½ NS + 20 meq KCl/l at 100 cc/hr		
	CBC, Chem 7, Ca, Mg, PO4 in am		
	Cefoxitin 600 mg IV q 4 h x 3 doses		
	Ranitidine 50 mg q 8 h		
	Pain Service Consult for PCA		
	Until PCA Arrives, MS at 5.0 mg/hr		
		R Jones MD Beeper 1303	

図5　ブリジッド・オマリーの事例

るよう指示している点である。PCA すなわち自己調節鎮痛法（patient-controlled analgesia）とは、患者がボタンを押すことにより輸液ポンプを通してモルヒネ、そのほかの鎮痛薬を自己管理により投与し、痛みをコントロールすることを許す技術である。これらのデバイスは薬剤部に準備してもらう必要があるため、彼は、とりあえず、患者に1時間に 5.0 mg の量でモルヒネを継続的に投与することを指示した。

　このモルヒネのオーダーを見たとき、看護師のダイアン・サットンは小数点に気が付かなかった。そこで、ジョーンズ医師に、なぜそのような多量のモルヒネ投与の指示を出したのかを質問している。彼は、この質問に対して、患者はオピオイドへの強い耐性を有しており、病棟へ戻る前に PACU（術後管理室）で、複数回の急速静注を必要としていると答えている。これを受けて看護師のダイアン・サットンは、正午頃、50 mg/hr で投与を開始した。3時間後、彼女は、病室からのアラームに気付いて駆け付け、患者が、呼吸をしておらず、徐脈となり、低酸素症になっていることを発見した。直ちにコードブルーを発し、酸素マスクを装着した。緊急チームが駆け付け、患者は無呼吸ではあるが、脈は止まっていないことを確認した。患者がモルヒネ投与を受けていることが判明し、チームリーダーは投与を中止し、ナロキソン 400 mcg の点滴を命じた。患者はこれに反応し、自発呼吸が回復、観察とモニタリングのために ICU に移された。

　外科医局の科長は、医師が間違いなくオーダーを記載していると考えたが、看護師も自分がすべて責めを負うべきとは考えなかった。**図 5** に示したように、ジョーンズ医師は、小数点以下のゼロを含め、オーダーを記載（すなわち、5 mg/hr ではなく 5.0 mg/hr）していたが、これはこの種のエラーを防ぐための病院の指針では禁じられている記載方法だった。このように不適正な記載方法でオーダーが書かれていたために、看護師は小数点を注意深く「見る」用意ができていなかった。また、看護師は、オーダーの内容に問題を感じ、質問するというアサーティヴな態度も適切に示しているのだが、この患者は通常より多量の投与を必要としているとの再確認の返答を、

結局、受けている。残念ながら、看護師は、ジョーンズ医師がなぜ50 mg/hrと記載したのかと問いかけているつもりであったが、ジョーンズ医師は、彼女が5.0 mg/hrと記載していることについて問いかけていると考えていた。まさに致命的なコミュニケーションの断裂が起こっていたのである。しかも、モルヒネを50 mg/hrで投与するという指示は、多くの臨床の現場では、自動的にチェックの対象となるほどのものではあるが、がん患者の場合には時には必要となる量でもある。このことが、看護師のこの指示を遂行することへの注意レベルの低下を引き起こしていた。さらには、この量は、払い出される前に薬剤部でも問題とされチェックされるべき量であるため、薬剤部もこのコミュニケーションの断裂に寄与しているとも言える。

　この日の夕方早くには、オマリー夫人は椅子に座れるまでに回復し、完全に回復すると予測された。夫のビル・オマリーは、ベッドサイドで彼女のそばにいる。夫婦は、主治医が間もなく来室し、昼の出来事について説明し、質問を受けることを告げられている。主治医とコーチは、この出来事について知らされ、コーチは、関係者とこのインシデントについて検討する簡潔なミーティングを要請したのである。

道すじと、落し穴

　以下では、我われのワークショップで、患者（オマリー夫人）と夫に対して、この出来事を伝えるという課題に対し、対応チームが示した5つの代表的なアプローチについて検討してみる。いずれのアプローチも、ワークショップの参加者が、自省し、学ぶことのできる現実的な例を提供するものである。

「確かな事実だけお話しします、奥様」

　我われがワークショップの参加者に強調する基本的な指針の一つが、わかっている事実を常に患者・家族と共有するように努めるということであ

る。より強調して述べれば、すでにわかっている事実を可能な限り迅速に共有することを妨げる合理的な理由はほとんどないということである。とは言うものの、事実と考えられるもの——したがって、共有が可能でかつされるべき事柄——と、推測と考えられるもの——したがって、通常は直ちに話されるべきでない事柄——を見分けることは極めて困難でもある。これまで行った数多くのワークショップでも、コーチおよび対応チームによって、この事例について、何が「事実」かについての判断は、大きく異なっていた。一方の極では、チームは広範な情報を共有した。医師が小数点を用いて記載したこと、看護師が指示を正確に読み取れなかったこと、医師と看護師が投与量が適切か否かについて確認した際のコミュニケーションの明確さの欠如、薬剤部におけるオーダーを処理する前のダブルチェックのエラーなども含め、いかに事態がエラーの最悪の連鎖の中で生じたかを慎重に説明したのである。また別のチームは、研修医と看護師の間でコミュニケーションの誤りがあったことのみを伝え、詳細は共有しなかった。さらに別のチームでは、有害事象の直後で何も確実なことはわかっていないとして、より慎重なアプローチが取られた。たとえば、あるチームは、調査が実施され、完了した後に報告を行う予定だが、輸液ポンプが分解され、装置の誤動作の検証がなされるまで、なぜエラーが起こったかについて何も確かなことは言えないと、患者・家族に報告した。

「これはすべて彼/彼女/彼らの過失です」

　人間に深く刻まれた特質の一つは、何か悪いことが起こったときに、だれかにその責を負わせようとする傾向である。非難という行為は、なぜ、いかにエラーが発生したかを理解できたという感覚を関係者に与えるが、またそれは処罰の根拠にもなり、賠償要求の根拠にもなる。しかし、これまでに述べてきたように、医療におけるエラーが、個人の独立した失敗のみによって生じることはほとんどない。多くの場合、それは一連の小さな、あるいは潜在的なエラーや状況が積み重なることで発生する。この場合、一見、責任が

あるとみなされる個人は、事態を引き起こした「元凶」であると同程度に、それらエラーの「犠牲者」でもある。この意味で、非難行為は、事案についての誤った理解を導き、その結果、責任があるとみなされる個人を非難し、罰し、排除することで、将来に起こるかもしれないエラーを防ぐことができるという間違った仮定を抱かせてしまう。

　医療現場における過ちの実態についての精細な理解にもかかわらず、この非難の傾向はなお、根強いものがある。あるワークショップでは、主治医は患者とその夫に一人で会いたいと主張した。コーチは、そうさせまいと、投与を指示した研修医も看護師も患者・家族との面談に自発的に出たいと願っていることを指摘し、説得を試みた。しかし、最終的には、コーチも、ほかの参加者もあきらめ、主治医は意図通り一人で面談を行った。

　患者とその夫に向き合ったとき、この主治医の戦略はより明確になった。彼は、まず、患者の入院中に起こったことは、すべて自分の責任であると切り出したが、直ちに、病院が研修医システムを組み込んでいること、看護師不足のため、若く経験の浅い看護師を雇うことを余儀なくされていることを付け加えた。残念なことに、彼は、続けて、この研修医と経験の浅い看護師の責任で、今回の重大なエラーが発生したと説明し出した。彼は患者と夫に、この若い医師と看護師が今回のことについて責任を負わされること、二度と同じようなことが起きないように自分は全力を尽くすことを約束した。

　別のワークショップでは、準備会議で、研修医も看護師も、いずれも面談に出席すべきでないと決められた。研修医は、防御的で、他者を非難する様子が見られ、看護師は弱々しく、脅えていて、とても切迫した面談の場で有益な参加者となるとは思えなかったのである。オマリー夫人と夫との対話の中で、面談に参加したチームメンバーには、そうした意図はなかったかもしれないが、観察した我われから見ると、今回のエラーを取り巻く実際の状況にかかわらず、その場にいない者が最も責められるべき者として位置付けられる傾向があった。

　ほとんどの医療エラーはシステムの不備の結果であると医療者に理解させ

ようとする幾多の努力にもかかわらず、非難の文化は、なお根強い力をもっている。とりわけ、関係した当事者のだれかが最初の会合に出ていないとき、それに続く患者・家族との対話の中で、またその後の医療者間でのデブリーフィングの際にも非難の文化は強い影響力をもつ。それゆえ、関係した当事者すべてを、この情報開示過程に組み入れることこそ、根強い非難の文化を相殺できる有力な方策として有効であろうと思われる。

「全部、私の責任です」

　医療界の文化が、いまだ非難の傾向を捨てきれないのと同様、個々の医療者レベルでは、非難を受け入れることが美徳だと考える傾向も、いまだに続いている。傷病・死亡症例カンファレンス（Morbidity and Mortality Conference）で年長の経験ある主治医が立ち上がり、仲間の前で、問題のエラーの責任は私にあり、私が全責任を取ると宣言する例も、決してまれではない。こうした発言は英雄的に見えるし、若い医療者たちは、これを役割モデルと考えてしまう傾向がある。また同時に、ヒエラルキー的に低い地位にある医療者の場合、自分の地位が低いがゆえに、あるいはそう思い込んでいるがゆえに、非難をやむをえないと受け入れてしまう場合がある。

　この後者の例は、我われのワークショップでもしばしば演じられた。たとえば、エラーに関わった病棟看護師が冗長に次のように語る場面である。「すべて私の責任です……、小数点をきちんと見極めるべきでした……、医師に質問したとき、もっと明確に問いかけることもできたのに……、この投与量は不適切だと気付くべきだったのに……」。問題の「真実」ははるかに複雑であるにもかかわらず、チームの医療者たちには、この発言を受け入れ、問題は解決したと考える傾向が見られた。このようにエラーの複雑さを検討しないまま終わることは、この看護師を不適切に法的責任や専門的処分のリスクにさらしてしまうだけでなく、同種のエラーの再発防止のための改善の可能性をも閉ざしてしまうのである。

「終わりよければ、すべてよし」

　もちろん、だれもが良いニュースを聞きたいと願っている。患者も医療者も、重大な結果を引き起こしかねない事件の後に、患者に何も重大な問題が生じなかったと聞けば、安堵するし、その結果に満足するだろう。我われのワークショップでも主治医役が、患者・家族に何が起こったかを説明する際に、この点に焦点を合わせようとする場合がある。ある医師はこのように述べた。「残念ですが、あなたに間違った量の薬を投与してしまいました。しかし、すぐにそのことに気付き適切な処置を施しました。何も問題は起こらないでしょう」。さらに、患者と夫が、もっとくわしい説明を求めた際に、彼は、「すべて問題なくうまくいったのだから、細かなことを気にすることはないでしょう」と答えたのである。

　この戦略は医療者にとっては誘惑的な対応法かもしれないが、これでは、たとえ結果が悪くなかったとしても、この種の出来事にしばしば伴う感情的なトラウマを見逃している。別のワークショップで、このアプローチが取られた際、患者の夫は、なだめられることなく、怒りを覚えながら、主治医はこの出来事が命にかかわるものだったことを認めるべきだと言い返した。今回、問題なくうまくいったというだけでは、同種の出来事が好ましくない結果を伴うかたちで再び生じることはないと、患者・家族は安心することなどできないだろう。このシナリオは、安心させることはエラー後の患者・家族との対話において重要なポイントではあるが、患者・家族の側は、それだけでは、言い繕われているだけで——患者・家族の視点から見た——出来事の重大性や深刻さが十分に認められ、受け止められてはいないという印象を抱くのだと、このグループの参加者たちに教えることとなった。

「起こった問題から我われは学んでいきます」

　患者安全推進運動の大きな成果が、複雑な医療現場で発生するエラーを、より正確な知識に基づいて見ていく方向への転換であり、また、そこから学ぶことの重要性の指摘であったことは間違いがない。文献が示すところによ

れば、組織がエラーから学ぶことは、患者側にとっても、極めて深い重要性をもっている。エラーが発生したとき、患者・家族は、自分たちの問題だけでなく、同様の問題が発生した場合のほかの患者のことをも気にかけている。したがって、患者・家族も、彼らに起こったことがほかの患者に再び起こる可能性を低減させるために、どのような対応がなされるのかを知る権利がある。

　我々が観察したあるワークショップでは、医療者がおそらく、このエラーから学ぶというテーゼを過剰に意識していたからだろうが、患者・家族との対話の中で、性急に、過ちから学び、再発防止のための組織改善に取り組むことを強調した。「奥様とご主人に知っていただきたいのは、我々の病院は、常に医療の質の改善と安全の向上に取り組もうとしているということです。今回のことを真剣に受け止め、何が起こったかを注意深く検証し、将来二度と同じような問題が発生しないようにして参ります」。ある医療者は、さらに突っ込んで、病院がこの問題を極めて重視していることを患者・家族に印象付けるため、病院が電子カルテを導入する計画であることを説明した。

　「終わりよければ、すべてよし」のところで示したのと同様に、適切なタイミングで説明されれば、患者・家族の安心につながるだろう。しかし、あまりに性急に、このトピックが持ち出されると、たった今、この患者に起こった健康と安全への危機を無視することになり、患者・家族の体験に伴うトラウマの深刻さを、医療者はきちんと受け止めていないという印象を与えてしまうのである。

体験実践からの学び

　1つのシナリオ・ケースを体験実践し、深く検証することは、少なくとも2つの点で、我々に学びを提供してくれる。第1に、このケースは、参加者に議論と自省のための豊富な素材を提供することで、参加者に、コーチン

グ・プロセスに固有の複雑な論点について、深く検討する機会を提供してくれる。第2に、観察する指導者にとって、異なる医療者たちが幅広いアプローチを採用し、同じケースが異なる演じ方で展開していくのを観察することが可能になる。実際、この同じシナリオが、固定された患者役の役者と、毎回異なるセットの医療者とで実践されるのを見ていると、各回のグループのコンテクストに規定された独自性により、体験実践が多様に展開していくことに驚くほどである。

　教育者としての我われにとっても、情報開示過程に内在する課題や関係性の複雑さをめぐって、より微細で具体性を伴った理解を与えてくれる豊かな学習体験にほかならない。こうして情報開示対話をめぐる規定要因について深く理解すれば、能力（competence）とは決して完全に確立されるようなものではなく、むしろ、その都度、状況の中で新たに発見されるものだという見解に賛同せざるを得ない。コーチおよび医療者にとって情報開示の「ベスト・プラクティス」とはどのようなものかについて、近い将来提案したく思ってはいるが、我われは、いかなるお手本であっても、それが常にすべての状況に適用されるべきとは考えない。事実関係がまったく同じものに見える場合でさえ、個々のコンテクストで異なってくるフレクシブルな対応として、それを考えている。

　シナリオに基づく体験実践と、その後のディスカッションによって、ワークショップの参加者たちは、多様な面での成長と洞察を得たと報告している。第1に、多くの参加者は、こうした場面に自分も実際に対応できるのだということを学び、自己効力感を得られたと報告している。この気付きは、自信の強化につながり、それがまた医療者のこうした場面での役割をめぐるスキルの向上にもつながる。第2に、参加者は、特定のフレーズからボディランゲージまで、有益なスタイルや振る舞いについてフィードバックを得ることができる。この点で最も有益なフィードバックは、患者・家族役として個々の医療者の振る舞いを見てきた役者からのものである。かつ、役者であるがゆえに、実際の患者・家族からは得られないような種類のフィードバッ

クも、そこに含まれるのである。

　第3に、おそらく最も重要な点であるが、我われのシナリオはすべて、参加者に、深い倫理的ジレンマを与えるように構成されている点である。生命倫理の教室で議論されるような抽象化された理論的ジレンマの問題、たとえば、人工呼吸器を患者に装着すべきかどうか、安楽死は道徳的に許されるかといった問題とは異なり、ここでの倫理的ジレンマとは、徹底して個人の問題であり、具体的な医療者の関係性の中で、また医療者と患者の関係性の中で生じるものにほかならない。それは、正義や公正の原則と共に、悪い出来事が起こったとき、人間が互いをどう扱うかにかかわっているのである。

　医療をめぐるエラーが発生したとき、それまでの医療者と患者——ないし多様な病院スタッフと患者——の間の最適な協働関係の基盤となっていた信頼が破壊されてしまう。医療者およびそのチームは、ここで、信頼の溝を埋めようとするか、あるいは溝をより深めてしまうかの岐路に立たされる。加えて医療者たちは、しばしば、自身とその能力についての信頼を失い、医療者相互の間の信頼も失われてしまう。我われは、先に、医療者、患者、家族の間に存在する絆に基礎付けられた、透明性、敬意、責任、継続性、親身さという中心的な関係的価値について述べた。これらの価値は、エラーの後、医療者たちが道徳的に適切な行動、すなわち傷付いた信頼を和らげ回復する可能性をもった行動を取ることに寄与する。我われは、この日常実践の中での倫理に焦点を合わせ、生命倫理の教室で教えられるような抽象的なアプローチとは区別していくことを目指している。このより現場に根差した焦点化が明らかにするのは、エラー後の患者・家族とのコミュニケーションにおける「正しい」アプローチというものは、抽象的な演繹によって導かれるものではなく、対話の過程それ自体の中で、その都度、見極められ、実践されるべきものだということである。

第**9**章

有害事象および医療エラーの多様性

　有害事象および医療エラーは、まったくないしほとんど無害な結果に終わるものから、致命的な結果をもたらすものまで、広い幅の中で生じるものである。本章では、たとえば外来での事案か病棟での事案か、内科事案か外科事案か精神科事案か、といった差異の中でケースがいかに異なってくるかを検討していく。ここで扱う事案は、看護師が情報開示対話を行うことが望ましいのはどういうときか、患者・家族に対し、エラーについての情報開示を控えることはいかなる臨床的状況で正当化されるか、といった問題を提起するものである。各ショート・シナリオを通して、明らかに回避可能だったエラーによる有害事象、回避不能の合併症による有害事象、すでに患者に説明済みのリスクであるが、ちょっとした不注意が無ければ回避できた有害事象などの区別について検証が試みられる。

　我われが、これらショート・シナリオを検討する際に採用するアプローチは、生命倫理の領域で十分確立された方法に依拠している。道徳哲学における中心的課題の一つが、いかに抽象的一般原則から特定のケースの判断に至る推論を組み立てていくか、という点である。同様の課題は、有害事象や医

療エラーの情報開示をめぐっても当てはまる。現場で日常的に医療者たちが直面する多様で複雑な状況に、病院組織が設定した一般原則は、今のところ、あまり有益な指針とはなっていないのである。生命倫理の領域では、決疑論として知られる方法論的アプローチを用いて、何が正しい行為かについて相当程度確信できるようなケースを見極めている。これらケースは、「錨(いかり)」ないし範例的ケースとして機能する。より曖昧な事案の検討にあたって、それがどのように範例的ケースと似ているのか、あるいは異なっているのかを考慮していく。問題あるケースと、この「錨」となる事案の位置を、いわば「三角測量」することによって、我われは、倫理的に堅実な方向へと進むことができるのである。

　本章で、我われは、再び、一連の基盤的価値の重要性を強調していく。すなわち、透明性、敬意、責任、継続性、親身さである。医療エラーの多くの例では、これらの価値は調和しており、一連の価値が、倫理的にもさほど複雑でない明白な取るべき道を明確に示唆してくれる。しかし、ケースによっては、これらの諸原則が互いに対立することもある。たとえば、不安障害を抱えた患者が、軽微な外科手術を受けたとしよう。術後管理の際、彼は、セファゾリンを3回処方された。ところがエラーが起こり、処方された500 mgでなく、1 gの投与が行われた。この投与量は、1 gでも許容範囲であり、また、患者は、何ら不調を感じていない。この場合、このエラーの情報は開示されるべきだろうか？

　透明性価値は、医療者にこのエラーについて情報開示するよう導くかもしれない。しかし、親身さの価値は、開示を控えるよう示唆するかもしれない。なぜなら、もしエラーについて伝えれば、すでに不安障害の状態にあるこの患者により強い不必要な不安をもたらすことが予測されるからである。先に述べた決疑論アプローチに従うなら、正しい行為が明確に導き出せる比較対象ケースを三角測量することで、曖昧なケースでの行為について検討するという流れをたどる。たとえば、誤った投与量がずっと多く、合併症を引き起こしているような場合、透明性の価値が、当然、優先されるだろう。反

対に、患者が不安障害に加え、被害妄想をもっているような場合、開示しないことが有力選択肢となる。先に挙げたケースは、この2つの範例的ケースの中間に位置しており、重大な過剰投与ケースにより近いのか（すなわち開示する）、被害妄想をもつ患者のケースに近いのか（すなわち開示しない）について、推論していく必要がある。この総合的推論は、決して科学的明晰性には到達しないが、適切な行為の方向を見極めるうえで、一つの実際的で、体系的なアプローチを提供してくれる。

　生命倫理の領域と違って、有害事象やエラーのコミュニケーションについては、その検討は発展途上の揺籃期にあり、一定のタイプのケースについてはコンセンサスが成立しているものの、多くのケースは、いまだグレーゾーンにとどまっている。医療機関は、長年、こうしたケースについて慎重に対応し学ぶためのシステムを構築してきており、将来のケースに対処するための指針となる経験のポートフォリオを有している。最終的には、医療機関が、現在はコンセンサスが成り立たないようなケースについても、正しい行為を確信をもって示すような基準を確立していかねばならないだろう。ここで示す諸ケースをめぐる議論は、まさに、そのコンセンサスを目指しての第一歩にほかならない。

　これらのケースをめぐって議論する目的は、有害事象に関わった医療者が、当該事象について患者に情報開示するかどうか、する場合はどのように行えばよいかについて、支援と助言を求めていると仮定し得る点にある。コーチング・モデルを導入している施設では、この支援はコーチ役割を担った人材によって提供される。コーチによる公式の支援システムを導入していない施設では、信頼され経験を積んだ同僚のだれかによって担われるだろう。

　以下で提示する議論は、我われのワークショップでのショート・シナリオをハーバード関連病院全体で実施した際のものである。ワークショップでは我われは参加者からボランティアを募り、その人に自分が病院のコーチとして、夜のオンコール当番だと想像してもらった。ポケベルが突然鳴り出し、

連絡を取ったところ、電話口の向こうの医療者から問題状況を説明され、助言を求められたとする。そこでコーチ役は、2～3分の間、最善と思われる助言を行い、その後、このケースについてオープンに全体で議論したのである。コンセンサスが形成されたポイント、逆にコンセンサスに到達できなかったポイントを含め、そこで示された思索や、示唆、課題について、要約したものを以下に示していくことにしよう。

内科医からのコール

　今日はクリニックに来ており、前立腺腫瘍マーカーレベルが上がったことについて48歳の男性を診察しようとしているところです。2週間前に年に一度の診察で検査の一環として腫瘍マーカー検査を実施したのですが、その結果が25 ng/mL だったんです。
　検査室に入る前にこの患者さんのカルテをざっと見たのですが、昨年の検査の際にオーダーした腫瘍マーカー検査の結果が出てきたんです。それが20 ng/mL だったんです。なぜこんなことになったのかわかりませんが、この去年の検査結果は見たことがなかったのです。今から、この患者さんを診ますが、この去年の結果についても告げるべきでしょうか？　もし、そうだとして、どのように話せばいいでしょうか？

　この事例は、医師の参加者の多くの心を騒がせるケースであろう。診断の遅れは医療過誤訴訟の一般的な根拠となるからである。前立腺腫瘍マーカーの結果があまり信頼できないことはよく知られており、研究もポジティブな結果の約75％が誤りであったと示している。さらにネガティブな結果の場合もその20％が不正確とされている。何人かの参加者はこの患者が実際にがんであるかはっきりするまで開示すべきかどうかの判断を先延ばしにすることを示唆したが、一般的には、開示するのが適切な行動であるというコンセンサスが見られた。そこで議論は、開示のタイミングの問題に集中した。
　この医師は、まさに診察室に入る直前であったのだが、情報の開示は次回

の診察まで延ばすべきだという者もいた。このアプローチの根拠となったのは、この時点では、わずかな情報しかわかっていないということである。たとえば、検査室のラベルが誤って貼られており、そもそもこの患者のデータではない可能性もある。さらに今回の診察の目的は、腫瘍マーカーの上昇という事態にどう対応していくかを決めていくという点にある。このエラーの可能性について話すことは、話の焦点をそらし、1年前に腫瘍マーカーの値が上がっていたか否かにかかわりなく、今この患者に必要な冷静に意思決定をしていくことを妨げる可能性がある。いったんくわしい情報が得られ治療計画が定まってから、その先の診察時に検査結果の遅延の問題は患者に語られるほうがよいというのである。

　別のアプローチは、今回の診察で、今後の治療計画を立てた後に、検査結果の問題について患者に開示するというものである。たとえば医師は、次のように語ることも可能である。「もう一つお話ししておかなければならないことがあります。今日この診察室に来る前に、去年行った腫瘍マーカー検査の結果を見て、その値が、そのときすでに上がっていたことに気が付いたんです。本当に申し訳ありません。なぜ見過ごしたのかわかりません。現時点では、あなたの名前が貼られたこの検査結果が本当にあなたのものであるかについてもまだ確かではありません。しかしともかく、できるだけ早くこのことをお伝えしたかったのです。次の診察までに調べてよりくわしい情報をお伝えしたいと思います」。このアプローチには重要な利点がある。この患者が泌尿器科医などの専門医の診察を受けるとき、最初の質問が過去の腫瘍がどうだったかというものである。もしこの専門医がこの患者の医療記録を確認したら、1年前にすでに値が上がっていたことを伝える可能性が高い、この場合、最初の担当医はこの出来事を患者に説明する機会を失ってしまうことになる。

　最後にある参加者が有益な示唆をしてくれた。その示唆とは、次の予約が取れるのを待たせるのではなく、泌尿器科医の同僚に頼んですぐに診察してもらうよう手配するのがよいというものである。この対応は、医師が見過ご

したことについて悔いており、エラーにきちんと対応しようと姿勢を患者に有効に伝えるコミュニケーションと言える。

看護師からのコール

　もしもし、私は今夜の当直看護師です。記録を見ていてわかったことについてお伺いしたいんです。昨日入院した患者さんで重い蜂巣炎でバンコマイシンを投与されている方がいます。担当の看護師が今日はとても忙しかったようなんです。バンコマイシンは時間通りに病棟に運ばれたのですが、実際には投与されないまま予定時間の6時間後にやっと投与されたんです。患者さんの症状は改善しているし、有害な結果は何も起こってはいません。患者さんや家族に何か話しておくべきでしょうか？　もしそうだとすれば、何をだれに話せばよいでしょうか？

　この事例は、どのような基準で開示するかしないかを決めるか、また、だれが情報開示の際に対象に含まれるべきかといったいくつかの問題を提起している。ほとんどのワークショップでは、参加者たちの意見は最初は患者はすべてを知らされるべきだと一致するが、議論が進むとこのような投薬時間の遅れは比較的よくあることであり、通常は患者には何も知らされないことが明らかになる。このことは、このようなエラーはルーティン的に開示されるか、そうでない場合にはどのくらいの遅れなら開示されるべきかの基準を定めるといったかたちにやり方を変化させるべきかという議論を導く。もし投薬の遅れが2時間だったら、20分だったら、2分だったらそれぞれどうすべきだろうか？　つまり、あるレベルでは、遅れは非常に小さく開示は必要ないだろう。病院は通常、1時間の遅れをインシデントレポートを提出するかどうかの基準にしている。おそらくこれは、エラーの告知の基準としても合理的であろう。

　次の問題は、遅延がもつ医学的な帰結に関わるものである。ワークショップの参加者たちはおおむね次のような点で一致する。当直看護師は、責任を

もつ医師に報告すること、遅延が患者にリスクを及ぼすかどうかを確認すること、投薬治療を適切に行うための対応を取ること、などである。医学的見地からは、この程度の遅延が深刻な有害事象を起こすとは考えられないが、絶対に無いと言い切ることは難しい。いずれにせよ、投薬のスケジュールは、6時間の遅れに対して調整される必要があり、また、採血により、薬剤の濃度を確認する必要があるかもしれない。先に遅延について告知しておかないと、患者が治療上の変化に気付きそのことについて質問してくるかもしれない。その時点では、虚偽の説明をするか（もちろん決して良い選択肢ではない）あるいは、遅延の説明をすることになるが、それでは隠そうとしていたと思われる可能性もあるだろう。

　開示がなされるべきだとすれば、次の問題はだれがそれを行うかということである。参加者の中には、主治医が説明すべきだという者もいる。また、主治医が出るとエラーの意味を不適切に大きくしてしまう可能性があり、担当看護師か当直看護師が何が起こったかを説明し、投薬が遅れた事実について謝罪し、主治医に報告をしたこと、投薬の間隔の調整が行われること、身体には何の悪い影響も無いことを説明すべきだとする者もいる。

　患者安全の観点からは、透明性の価値をルーティン化するためのチャンスであり、看護業務の中で発生したエラーについて看護師が直接対応することを促す機会でもある。また同時に、エラーを未然に防ぐために患者自身に自分の治療についてモニターすることを促す機会でもある。もしこのシナリオの患者が患者安全のパートナーとみなされ投薬スケジュールについて意識していたとすれば、投薬が遅れた際に、看護師にそれを指摘することができたと思われる。

救急室からのコール

　　今夜早くに髄膜炎で敗血性ショックと思われる19歳の大学生を受け入れました。挿管し、中心静脈ラインを確保して輸液と昇圧剤で蘇生を

試みました。昇圧剤で安定した後、頭部 CT を撮るため、放射線科へ連れて行きました。CT を撮ってスキャナーからストレッチャーへ移したとき、彼の脈が停止しました。

　直ちに蘇生を施しましたが反応は無く、心肺停止状態となりました。彼を救急室へ戻そうと準備していたとき、中心静脈ラインが外れてシーツの上に落ちており、点滴も蘇生用の薬もまったく注入されていなかったことがわかりました。そのとき我々はぞっとしました。彼が心肺停止になったのは昇圧剤が投与されていなかったからであり、蘇生の試みに反応しなかったのも、薬剤が実際にはシーツの上に漏れたに過ぎなかったからと思ったんです。

　ところが CT スキャンの結果は重篤な脳浮腫と切迫した尖鋭なヘルニアの症状を示していて、放射線科の医師も私もそれが致命的な結果をもたらしたと確信しました。今救急室に戻って患者さんの家族と会って息子さんの死を伝えるところです。中心静脈ラインの問題を家族に話すべきでしょうか？

　この事例では、患者はエラーが起こる前に急激に致命的状態になっており、エラー自体はその結果にほとんど何も影響を与えていないことを前提にしている。しかし最終的な論点にならないにしても治療のほかの側面では問題がある。放射線室で亡くなったのでなければ、患者は ICU に運ばれ家族は死ぬまでの時間を患者と一緒に過ごせたかもしれない。もし患者が脳死状態と判定されたとすれば、家族はその臓器を提供することでいささかの癒しを得られたかもしれない。

　我々のワークショップでは、このケースはかなり議論を引き起こすことになった。しばしば参加者たちは、エラーの開示は必要でないばかりか残酷で非人間的であるということで一致した。このエラーが若者の死と何の因果関係もないのだとすれば、それを知ることは家族にとって新たな痛みとなる。また家族が、もしこのエラーが死亡に何の影響も及ぼしていないとすれば、医師はそれを我々に話すはずがないとの誤った憶測をすることにもつ

ながる。
　ほかのワークショップでは参加者たちは、理由やタイミングについては見解が違っていてもエラーの開示が重要であるということは一致した。ある者は、家族はすべてについて知る権利があるというシンプルな理由を挙げ、またある者は、家族はいつか真相を知ることになり医療者が隠そうとしたという印象を与えてしまうからという理由を挙げた。ある参加者はタイミングの観点から開示のチャンスは一度しかない、家族は招かれても二度と戻ってこないかもしれないと指摘した。またある者は、ごく最近まで健康だった息子の死という突然の予期しない知らせをまさに受け取ろうとしている家族なのだと主張した。この例でのエラーの開示は、医療者たちにとっては透明性の価値を守っていると感じられるかもしれないが、すでに深いトラウマを負っている家族をさらに打ちのめすだけだというのである。
　根拠はさまざまであるが、次のようなコンセンサスが生まれた。医療者がエラーの開示をしないと決めたなら、その決定の合理的根拠、および、それがなぜ家族にとっての最善の利益になるかについて明確に文書化しておく必要があるということである。医療者の選択が結果として最善のものであってもなくても、その時点で文書化しておくことが家族に対する共感的態度を示し、重要な情報を隠そうとしたと誤解されないために必要なのである。

精神科医師からのコール

[Case contributed by Derri Shtasel, M.D.]

　若い精神病性障害の患者さんがいるのですが、私がちょうど病棟をラウンドしているときに、彼が足早に行ったり来たりしながらほかの患者を威嚇したりし始めたんです。私は看護師に彼に薬を投与するように指示しました。彼はこの数日薬を拒絶していて、私がどんな薬を「本当に」投与しているのか、信じようとしなかったんです。
　でもそのとき、彼が自発的に薬を服用して、その後３時間程眠った

ので、私はとても驚いたんです。危険になりかねない状況が、安全にしかも強制的でない仕方で落ち着いたことで、スタッフは安心しました。しかし、今朝、カルテを受け取ったとき、彼が間違った投与をされていたことに気が付いたんです。私が思っていた量の倍の量だったんです。彼はまだ被害妄想をもっていますが、ずいぶん静穏で、身体には副作用は起きていません。前よりもずっと気分が良いとも言っています。私は薬の間違いについて伝えるべきでしょうか？

ワークショップの参加者たちは、患者の症状を悪化させるリスクがあることから直ちには患者にエラーを開示しないようにすべきと一致した。また参加者たちは、薬の量を増やすことを決め増加のオーダーを書き、その後患者から説明を求められて増加の理由について答えなければならなくなるといった欠点が生じることも確認した。

直ちにはエラーを開示しないにしても、最終的には開示するのかどうか、開示するとすればいつにするかという問題は残る。家族にエラーについて話すことを示唆する者もいるが、これは医療者のだれかに話したいという思いを満たすものの、守秘義務に関わる問題や患者への倫理的義務と衝突しないかという問題が生じてくる。参加者たちは、しばしば患者がもはや被害妄想をもたなくなったときに開示する義務があるかどうかという点や、つまるところ、治療上の考慮がエラーの開示をしないことの正当化になり得るかどうかについて意見が一致しなかった。ともかく、ほかの精神科医からセカンドオピニオンを聞くことや決定した内容をその根拠と共に記録に残しておくことは有益と考えられる。

ICUからのコール

　地元の病院のICUに3日間入っていて次第に症状が悪化したという理由で、21歳の患者さんが我われの病院のICUに転院してきました。1時間前に転院してきたとき、患者は非代償性の敗血性ショックの状態

第9章 有害事象および医療エラーの多様性

でしたが、たった今亡くなりました。
　地元の病院から送られてきた記録を急いで見ていたのですが、3日前の患者さんの入院時に行った泌尿器の検査結果から、腹腔内にエアーがあったことが明らかです。おそらくは腸穿孔を示していると思われます。記録の中にはこの事実は書かれておらず、まったく認識されていなかったようです。今彼の両親と会うところです。彼の死亡について何を話すべきでしょうか？

　古くからの医療者間のエチケットとして、「同業者を非難するな」というものがある。したがって、伝統的には、家族には何も話さないということになろう。もし話したとすれば、地元の病院の医療者にエラーがあったと示唆することになり、患者側がその気になれば弁護士を見つけ、医療記録を入手し、真相を知るということになる。しかしワークショップの参加者たちは、通常、こうした対応は時代遅れで、かつ非倫理的であって、今日では、知っていることについて家族に積極的に知らせる義務があるとの見解を示した。

　状況が許すなら、理想的なのは、地元の病院に電話をかけ、見落とされていると思われる事実について問い合わせてみることだろう。もしかしたら事実が完全に見過ごされていたわけではなく、適切な説明を受けられ、それを家族に伝えることができるかもしれない。そうでなかったとしても、医師は、地元病院を非難することなく、事実を家族に伝え、疑問への回答を得るべく地元病院を訪れることを勧めるべきである。この場合、直後に、地元病院の医師に発見したことを知らせ、家族に何を話したかも知らせるべきである。

　ほとんどの参加者は、こうした対応が医療者としての倫理的義務を満たすものと考えていた。しかし、中にはそれでは不十分ではないかと言う者もいた。悲嘆状況にある患者の家族は、息子の死が重大なエラーの結果であることを十分理解できないかもしれない。家族が地元病院と話し、さらに情報を得ることを支え、フォローアップしていくことも、医師の義務ではないかと言うのである。

このケースは、エラー開示における放射線科医および病理医の役割についての議論をも惹起することがある。米国医師会（American Medical Association）の倫理コードは次のように述べている。すべての医師は、患者との関係が検査や特定の処置のみに限られていた場合でも、患者に対して義務を負うと[90]。もし放射線科の医師がエックス線写真を見誤り、あるいは病理医が標本の解釈を間違ったような場合、やはり個人的に患者にエラーを開示する義務があるだろうか？[167] 我々が知る限り、こうした対応は今のところ取られていないと思われるが、エラーについて主治医を通して患者や家族に応答するのではなく、これら専門医が直接、患者・家族に説明をするほうが好ましいと考える十分な理由がある。

外科医からのコール

[Modified from Gallagher TH, Garbutt JM, Waterman AD, et al. Choosing your words carefully : how physicians would disclose harmful medical errors to patients. Arch Intern Med. August 14-28, 2006;166:1585.]

今、患者さんの胆嚢摘出手術を終えたところです。うちの科で購入したばかりの新しい腹腔鏡を使って実施しました。研修医が質問をしてくるまではすべてうまくいっていました。私はデバイスの電源を切って彼のほうを向いて答えたんです。術野に向き直ったとき、腹腔鏡が総胆管を焼いて穴を開けてしまっているのに気付きました。とても驚きました。なぜって前に使っていた腹腔鏡なら、電源を切ればその後も熱いままということはなかったからなんです。開腹手術に切り換え、その後の手術はうまくいきました。今から待合室に行って患者の夫に話すところです。

腹腔鏡で起こった問題について伝えるべきでしょうか？ 私としては、腹腔鏡手術と開腹手術の双方について同意を得ているので伝えなくてもいいかと思うのですが。なぜ、内視鏡だけで手術が完了しなかった

のかと問われたらどう言えばよいでしょうか？

　このケースは、新しい道具を用いる前のトレーニングの必要性といった論点や、用いようとする技術や道具について、医師がまだ学習の途上であることを患者に伝えるべきかどうかといった情報開示に関わる多くの論点を示している。

　ここでのエラー開示の問題は家族に伝えるべきか否かということより、何を伝えるべきかということである。たとえば、外科医は次のように言うことができる。「残念ですが、総胆管を焼くというまれな、しかしよく知られた合併症が起こりました。その結果、胆嚢摘出を開腹手術で行わなければいけなくなりました」。この発言は虚偽ではないが、またすべての事実を述べているわけではない。手術中の小さな不注意は完璧には避けることができない。この場合はそれがたまたま不都合なタイミングで起こったということである。

　このエラーについて開示をするうえで絶対に正しい対応はないが、おそらく黄金律がこうしたケースの指針として役立つだろう。外科医への最善のアドバイスは、もしそれが自分や家族や友人に起こったとすればどう伝えてもらいたいかを自らに問いかけてみなさいということだろう。

内科医からのコール

　家から病院に着いたところです。患者の一人が急に亡くなりました。重篤なクローン病で治療を受けていた42歳の女性です。研修医が言うには夜中の2時頃に突然心停止になったそうです。蘇生を始めたときに患者の中心静脈ラインから採血し、それを検査室に送ったそうです。血清カリウム値は9 mEq/L だったそうです。

　心肺停止のとき、経静脈栄養液を検査室に送ったそうです。そのカリウムの濃度はオーダーしていたより10倍高い数値を示したそうです。蘇生術はうまくいきませんでした。スタッフはすでに家族に患者さんの

死を伝えていますが、その理由については何も伝えていません。

　この家族はもう何年も前から知っている家族で私も残念です。あと数分で彼らに会うのですが、彼女が死んだ理由についてどう話すべきでしょうか？　カリウムについて話すべきでしょうか？

　この状況は事実を点々とつないで何が起こったかを理解できたと簡単に思ってしまいたくなる状況である。すべて辻褄が合っている。経静脈栄養中のカリウムの値は高く、血中のカリウム濃度も高く、心停止に至っている。これが確かにこの時点では最も可能性の高い説明であり、おそらく実際にもそれが正しい説明だと判明すると思われるが、この見解は、実は夜中の混乱した状況で得られた検査結果のみに基づいており、確認もまだなされていないのである。しかしいったん家族が不適切な経静脈栄養の準備によって愛する者が亡くなったと伝えられた後には、それと異なった説明はなかなか受け入れてもらえないだろう。

　このケースでどこまで開示するかは、医師と家族との関係によって、また、医師がその関係や信頼を壊すことなく率直でいられるかによって大きく変わってくる。あまりに早くおそらく確実だが未確認の説明をすることにはリスクはあるが、他方であまりに待たせると家族が医療者から状況を探り出さなければいけないと感じ始めるリスクもある。さまざまな要因を考慮しながら、現地点でわかっていることだけを説明する、というのがこのケースでは適切であろう。たとえば、「何らかの代謝異常が心停止に関わっているのではないかと我われは思っています。現在、懸命に調査しているところです。2、3日中に確定的な説明をすることができると思います」といった説明である。

外科医からのコール

　開腹術後３日目の患者さんを診るため病棟に来ています。患者さんはかなりひどい創感染になっており治療により少しずつは良くなってい

ます。今看護師から聞いたのですが、患者さんは術後1日目にルーティンの抗菌薬の投与を受けていなかったということです。この看護師が薬局と当日勤務していた看護師に確認し、投薬がされていなかったことを確かめました。

　このことが、患者さんの創感染の増悪と関係があるとは私は思いません。抗菌薬の投与を忘れたことを、やはり、患者に伝えないといけないでしょうか？　どのように伝えればよいでしょうか？

　我われのワークショップでは、この状況で抗菌薬の予防効果の有無について確証はないのだから、開示の必要はないと主張する参加者がいた。しかし予防効果がまったく無いのであれば、なぜこの外科医は最初にそれをオーダーしたのだろうか、ということになろう。

　このケースにおいて重要なポイントは、このエラーが患者の感染の増悪に関わっているかという点と、患者に起こった有害な結果の程度である。これらの要因が強ければ強いほど、開示の義務も強いものとなるだろう。おそらくは投薬ミスは患者の感染症状の増悪に、せいぜい、小さな役割しか果たしていないであろうし、有害な結果も回復までに余分に時間がかかる程度のことであろう（もちろん感染が命に関わる問題にまで発展する可能性が無いとは言えないが）。もちろんこれは一つの判断に過ぎず、開示をするにせよ、しないにせよ、いずれについても根拠を挙げることができる。しかし、我われのワークショップの参加者のほとんどは、このケースは開示すべき基準にまでは達していないと感じたようである。

小児科医からのコール

　たった今、亡くなった子どものことで、両親との面談を終えたところです。患者は1型糖尿病の8歳の女の子で糖尿病性ケトアシドーシスのため入院しました。最初は救急部に来て、そこから当院の基準に合致していたので、小児科病棟に入院となったんです。糖尿病性ケトアシ

ドーシス治療のプロトコルに即して適切に処置され、経過は良好だと思われましたが、その夜、看護師が回ったときには、ほとんど覚醒しない状態になっていました。頭部 CT が撮られ、脳浮腫と判明したんです。検査の結果を確認すると、術後数時間の間に、血清ナトリウム値が 138 から 135、そして 132 まで落ちていたことがわかりました。通常、糖尿病性ケトアシドーシス治療の際には、血清ナトリウム値は上昇するはずなんです。十分なデータはありませんが、血清ナトリウム値の降下は、脳浮腫リスクを示すサインだという説もあります。すぐに ICU に運ばれ、脳浮腫と頭蓋内圧亢進に対する救急処置が施されましたが、脳ヘルニアを起こし、彼女は亡くなりました。

　面談の最中に母親がこう言いました。「先生、教えてください。もし別のやり方をしていたら、あの子の命は救われたんでしょうか」。私は何と答えればよいかわかりませんでした。回顧的に見れば、ナトリウム値の降下にもっと早く気付くべきだったし、対応すべきだったかもしれません。しかし、もしそうしていたとしても、結果は変わらなかったと思います。もし少し違ったやり方を取れたかもしれませんと、正直に振り返って伝えたとしたら、両親は、私が子どもを死なせたと考え、訴えるに違いないと思います。それで両親には、子どもの命を救う別のやり方というのはありませんでした、と答えました。私のしたことは正しかったでしょうか？

我われはしばしば、倫理的要請としての正直さや透明性について語るが、それらは、ほかの競合する倫理的理念や考慮との間で、バランスを取らねばならない。もし医療者が、治療の過程で考えたすべての決断について患者や家族に全部伝えることを強いられたら、我われの医療システムは麻痺してしまうだろう。治療について正直で完璧な説明をすることと、患者や家族を混乱させてしまうほど過剰な情報や可能性について伝えることの間で、我われはどこにバランスを求めるべきであろうか。

　有益なアナロジーはエラーなど無い状況で医療者が患者とどのように治療

について対話しているかということから得られる。医師が診断や予後あるいは薬の処方箋について、患者にあたるとき、話の深さは、その具体的状況や患者のニーズによって、形作られる。たとえば、新しい薬の処方箋を書くとき、例外はあるとしてもほとんどの医師は、逐一薬の手引きに掲げられている長い副作用のリスクをすべて読み上げることはしないだろう。ほとんどの医師は、最も深刻な副作用や、よく起こる副作用、およびその患者の健康状態やライフスタイルにとって重要と思われる副作用だけを説明する。その後で、患者からの質問やそのほかの関心に答えようとする。言い換えると、医師と患者との間は常に伝え得るすべての情報という点から見れば不足していることになるのである。

このアナロジーの問題は患者とのルーティン的な会話の場合には、医師は何ら構える点は無いということである。対話の中身は、唯一、患者の欲求やニーズによって決められていく。しかし、有害事象発生時には、医師は、自分の語る内容が、もし患者や家族が法的手段を取った場合には証拠として用いられるかもしれないということを意識している。利害の対立が存在しているところでは、治療についての、正直で完全な説明と、患者を誤導し混乱させる情報との間で線を引くのは極めて難しい。

残念ながら個人としてのリスクが関わっているため、医師は、開示しない方向で誤った決断をしたり、自己正当化の理由を見つけようとしたりする傾向がある。このことが患者と対話する前にコーチの支援を求めるべき主要な理由の一つである。なぜならコーチは、どのような情報が適切であり、どのような情報が不要かについて決定を下すのに、より良い立場にいるからである。加えて、開示しないという医師の決断が後で問題にされたとき、決断する前に独立第三者の意見を求めたということは、その医師の立場を良くすることになるからである。

第10章

情報開示対話改善のための組織的戦略

　医療エラーや有害事象が発生した後の情報開示過程は、安全文化を推進するための組織的な前向きのアプローチの一部としてなされた場合にのみ成功すると言えるだろう。同様に、患者安全のための努力も組織による包括的な学習過程の一部に組み込まれた場合に有効となる。この過程は、「組織自体の行動変容につながる組織のルール、構造、関係性、そして間主観的な経験の社会的生産」として定義付けることができる[168]。本章では、医療機関が健全な患者安全対策の一部として、有益な情報開示過程を開発するために必要な学習と組織変容の戦略について検討する。

　組織による学習の鍵となるのは、病院がエラーについてどのようにとらえ、どのように対応し、どのように反省するか、そのあり方である。医療機関およびそのほかの組織を対象に研究を行った組織心理学者カール・ウェイックは、次のように指摘している。医療機関がエラーの減少および患者安全の向上に成功するためには、「不完全さの美学」を尊重すべきこととして学んでいることが必要であると[169]。そうした組織は、重要な関係者（すなわち、患者、家族、医療者、病院スタッフ、病院管理者）の間でオープンな協

働と反省の過程をもつことを通して、過ちから学んでいくことを理解している。安全に力を注いでいる信頼度の高い組織は、伝統的な習慣や思い込み、あるいは思考パターンについて検証を行い、また数値データのみではなく、本書でこれまで検討してきた中核的な関係の価値、すなわち透明性、敬意、責任、継続性、および親身さをいかに満たしているかという点からも評価すべきであることを学んでいる。

　組織的学習が最適化されるためには、上層部のリーダーシップと理解が必要であるが、同時に、各部署や現場レベルでのスタッフのエンパワメントや参与が必須となる。おそらく最も重要なのは、そうした関係が、協働的で相互関与的な学習形態への高い評価を生み出し、互いに評価し、尊重し合う関係を背景とした学習を可能にすることである。こうした枠組みの下で、高度に機能分化したチームメンバーの経験や知識が、単なる個々の知識の寄せ集めではなく、それ以上に、一つの集合的な達成として理解されることになるのである。

個とシステム

　医療機関が有害事象や医療エラーの体系的原因について、より洗練された分析や理解をするようになるにつれて、ではだれが説明責任を負うのか、どのようにすれば患者や家族に対し説明責任がより良く果たされるのか、という重要な問題が生じてくる。重大な有害事象が発生したとき、患者や家族は、治療に深く関与した医療者に起こった出来事に対する責任があるか否かを知ろうとし、その医療者から直接に話を聞くことを求める。そしてもし、エラーがあった場合には、その医療者に謝罪を求めることになる。

　しかしながら、医療機関で発生するエラーのほとんどは一人の個人の過失に帰せられるものではない。多くのエラーは、医療が提供される体制に関わる、「いまだ見極められていない問題」を反映していることが多い。患者安全推進運動が我われに気付かせてくれたのは、ほとんどの医療エラーは体制

に起因するものであり、またその大部分は予防可能だということである。したがって、医療エラーの減少は、根本的には、個々の医療者の行動や傾向ではなく、組織の基準といかに組織が学ぼうとするかに関わっている。この点で、エラーが発生した際に、患者と家族に説明責任を果たすべきなのは、個々の医療者と同様に、医療機関そのものでなければならない。

　これらの事実が、エラー発生の際に、いかに患者や家族に説明がなされるべきかについて示唆を与えてくれる。明白なのは、医療のような人間の営みにおいて、ヒューマンエラーが発生した際には、その原因が何であれ、それに関わったものは説明責任を負い、傷付いたものに対し向き合うべきだということである。ほとんどのケースでは、今まさに害を被った患者にとって、主治医が自らの監視の下でエラーが起こったことにつき責任を感じていると認識できることが重要であろう。同時に、その際の対話では、患者や家族に対し、エラーというものの体系的で相互依存的な性質について正確に理解をしてもらえるようにしなければならない。加えて、当該事象に直接に関わった医療者（たとえば、看護師、薬剤師、研修医など）が、説明責任を果たすために患者や家族と直接対話することが求められる。この緊張関係、すなわち、個人にシステムの欠陥に関する責任を表明させることと、個人に説明責任を果たしつつ、失敗の複雑な背景についての正確な説明を患者および家族に与えさせることの緊張関係を解きほぐすことは容易ではない。さらに、これまでは、情報開示や説明は主治医の責任であると見られてきたが、今日では、情報開示や説明は、すべての医療職にとっての責任であり、その所属する医療機関自体の責任であるという見方が明確になりつつある。

　この点で、医療機関が医療エラーに対し、どのように向き合おうとするかは、患者や家族のみならず、医療者たちにも重大な影響を与える。医療者はエラーに直面した際に、それがシステム不備の結果であれ、何であれ、多くの場合、個人的に責任があると感じるものである。看過されてきたシステム要因が有害事象の原因だった場合、当該医療者もまた、上層部から、ある種の組織的謝罪を受けてもよい立場にあると言える。すなわち、医療者も、こ

れまで有害事象を取り巻いてきた「恥と非難の連鎖」の感覚を和らげ、防止可能なエラーを根絶するための医療機関の中での学習と変容を評価するような、「非難」ではないメッセージを受け取るべきなのである。この点で、防御的姿勢を取らずエラーを明るみに出し、透明性を高めていこうとする医療機関の能力は、医療者がこれまで有害事象の後に経験してきた内在化された恥や秘密の問題に取り組むためには、最も重要な要因となる[170]。有害事象や医療エラーの問題が広い観点から議論され、医療者たちが、個人の過失で生じる医療エラーはほんの一握りに過ぎないことを理解したとき、「恥と非難の連鎖」が、患者安全の実質的改善に寄与する「オープンで相互尊重的な学習」に取って代わられる可能性が生まれてくるのである。

複合的メッセージの解読

　情報開示対話がもつ多くの利益にもかかわらず、情報開示対話への期待と、現在の現場実践との間には、大きなギャップが存在している。このギャップは、たとえ全米のほとんどの医療機関がフォーマルな情報開示方針を採用し、また多くが情報開示コーチングを実践しているとしても、なお、持続的に存在している。このギャップの存在は、医療機関が情報開示対話について発信し続けている複合的メッセージの反映でもある。この複合的メッセージは、また、個々の医療者が情報開示対話に関して経験する深いアンビヴァレンスを反映している。個々の医療者にとって、有害事象が発生した状況で効果的に対話する能力についての自信のなさや、それが引き起こしかねないネガティヴな結果への恐れのほうが、透明性を保つことがもつポジティヴな効果の感覚を上回ってしまいがちである。

　組織レベルでも、フォーマルに採用された情報開示対話の方針も、しばしば、病院の評判への悪影響や、地域の患者からの信頼の喪失につながるのではという恐れに屈服してしまう。病棟や部署レベルでも、管理者リーダーが情報開示対話の方針を強く推奨していても、研修医は、主治医が限定的な情

報開示対話にとどめようとするのを見て、限定的アプローチが当該診療科での規準なのだと結論付けてしまったりする。

　情報開示対話改善のための最新の研修から得られる知見も、現場で実際に医療エラーが発生した際に、リスクマネジャー*による過度に警戒的な助言に接すると、簡単に放棄されてしまう。これは、医療における「隠されたカリキュラム」と称されてきたものの帰結の典型的な例である。すなわち、隠されたカリキュラムは、単純に言えば、医療者が患者や家族と、また同僚間での振る舞い方について、「何をなすべきか」と講義や公的な場で語られることではなく、日常的関わりの中で、実際に「何をしているか」に内包されているのである[171]。

　有害事象や医療エラーが発生した際に、患者、家族、医療者間でオープンな対話を行うというかたちでの透明性の改善は、歴史的に医療文化の中で構築され頑強に変化に抵抗する規範や行動模型に包み込まれるがゆえに、実現は非常に困難なのである。情報開示対話への障害は、個々人の心理だけでなく、正直であろうとした医療者を襲うかもしれない法的責任への恐れにも、深く根差している。これら障害の頑強な性質を認識しても、決して悲観的になる必要はなく、こうした試みに成功する医療機関とは、時間をかけて徐々にではあるが着実な変化を生み出すように工夫された、慎重で多角的な戦略を採用した病院であると理解することが重要である。

情報開示対話のための組織的戦略：4-A フレームワーク
Awareness, Accountability, Ability, and Action

　情報開示対話のための4-Aフレームワークは、自覚（Awareness）、説明責任（Accountability）、能力（Ability）、行動（Action）から成り、院内での情報開示対話の改善に有効な方針策定や学習活動推進を考えている管理者へ

＊訳者注：日本ではリスクマネジャーは主に患者安全や医療の質向上に関わる役割と認識されているが、米国では、しばしば診療リスクなどへの対応も含めた役割として認識される場合もある。

のガイドとなるものである[95]。本書で提示する情報開示対話ための実践的ガイドラインは、すでに提示した関係的価値（TRACK）と共に、この領域での組織的学習のガイドとなる。なされるべき学習、起こるべき変化にとって鍵となるのは、トップダウンとボトムアップの双方の要素をもつ組織的戦略に取り組むことである。表8はそのキーポイントを示すものである。

表8　情報開示対話のための組織的戦略：4-Aフレームワーク

自覚（Awareness）の推進	・「情報開示のギャップ」に関する文献レビューのための検討会実施 ・情報開示に関するスタッフおよび管理職の姿勢計測のための院内評価サーベイの実施 ・現場の知識やニーズを評価するための院内フォーカス・グループの実施 ・傷病・死亡症例カンファレンス（Morbidity and Mortality Conference）における協議事項への情報開示の追加
説明責任（Accountability）	・情報開示スキルを訓練されたスタッフの数の把握 ・情報開示対話が行われた出来事のパーセンテージの把握 ・情報開示対話についての患者およびスタッフの満足度の計測 ・情報開示指針が存在し、活用可能であることの確保 ・常時、情報開示コーチが活用可能であることの確保
能力（Ability）の開発	・全医療者に向けた情報開示の重要性に関する広範囲の教育 ・シミュレーション・トレーニングによるスキル体得の機会の提供 ・特定の医療者に対しコーチ役割を果たすための教育と指示の提供 ・理想的にはフォローアップの通常のルーティンとしての医療者支援サービスの提供
能力と行動（Action）	・組織的リーダーシップとして、情報開示実践に関しトップダウンの支援を提供 ・シミュレーション・トレーニングによるスキルの獲得・維持のための機会の提供 ・情報開示指針および手順と他の医療の質・安全活動と連携化 ・エラー後の患者・家族との長期的対話のための窓口となる人材の提供メカニズムの構築

出典：Gallagher TH, Denham C, Leape L, Amori G, Levinson W. Disclosing unanticipated outcomes to patients: the art and the practice. *J Patient Safety*. 2007; 3: 158-165. Denham C. Patient safety practice: leaders can turn barriers into accelerators. *J Patients Safety*. 2005; 1: 41-55.

自覚の推進

　第1の重要な要素は、組織内に情報開示対話の重要性についての自覚を高めることである。これには、医療者に対し、情報開示対話への期待と実際の現場実践とのギャップ、さらには、そのギャップがもたらす患者からの信頼と満足、訴訟、そして患者安全への影響について教えることが含まれる。医療職も医療機関も、一般に、自分たちは透明性を尊重していると考えているため、その情報開示対話が、しばしば、患者や家族の望みや期待に合致していない場合にも、それに気付かない傾向がある。この問題を認識しないままだと、医療機関は、当然に、情報開示対話の問題を、改善すべき臨床的および組織的課題のリストの中で、低い優先順位にしか置かないことになる。

　この自覚の向上は、現場の医療者から、病院の理事、経営責任者に至るまで、病院内のあらゆるレベルで実現しなければならない。情報開示対話の重要性についての基礎情報や、院内のさまざまな現場から得られる情報開示対話の実践に関する課題についてのデータの提示は、自覚向上のための効果的な第一歩と言えよう。

　もう1つの組織的自覚向上のための方策は、情報開示対話についての医療スタッフやリーダーの態度を確かめるために、現場ニーズ評価を実施することである。公表されている情報開示対話態度調査の結果は、この目的のために活用できよう。現場での調査結果を公刊された規範と比較することができる[99]。この種のニーズ評価で重要なのは、医療職に、具体的な情報開示対話に関わるシナリオを提示して、どう対応するかを尋ねることである。シナリオを用いることによって、情報開示対話についてのより一般的な質問をするよりも、いっそう多様な態度の分岐を引き出すことができる。異なる診療科の医師が、情報開示への異なる多様な態度を見せることを示す研究は、多様な医師集団を情報開示対話の改善過程に関わらせるために用いることができる[99,103,172]。医師以外の医療職について調査することも鍵となる。なぜなら、多職種から成るチームのメンバーすべてが、情報開示対話の過程に関わるべきだとのコンセンサスが形成されてきているからである[173]。情報開示対話へ

の態度についての質問は、多くの施設ですでに実施されている安全文化調査に組み込むこともできる。多職種集団から成る組織の中で、公式のフォーカス・グループを設定することも、現場ニーズを評価するための代替策の一つである。

　また、自院における情報開示対話の現状への自覚を高める一つの効果的な方法は、成功例であれ、失敗例であれ、実際に院内で行われた情報開示対話についての情報と経験を共有することである。多くの医療機関で、患者安全に関する変化の原動力となるのは、指標となるようなケースの発生である。組織が、そのケースを公表し、意識的にその事例を変容のための象徴として活用する先見性と勇気をもっているときに、それが可能となる。それほど劇的ではなくとも、過ちから学び、より生産的なアプローチを検討するための努力として、院内で重要な出来事についてオープンにレヴューすることは可能である。多くの医療機関は、重要な安全基準が看過されていなかったかを確認するために、傷病・死亡症例カンファレンス（Morbidity and Mortality Conference）の一部として標準的テンプレートを用いている。このテンプレートに、情報開示対話過程に関する項目を含めること——情報開示が適切か否か、それが実施されたか否か、結果がどうだったかにかかわらず——は、有害事象の検証のルーティン・プロセスに情報開示のトピックを組み込む簡単な方法であろう。

　組織の上層部の自覚を高めるためには、幾分、異なった戦略が必要となる。多くの病院で、理事会や上級管理者は、公になって情報開示対話が不可避とされるような、最も重大な有害事象やエラーについてのみ、報告を受けている。理事会や上層部は、それら重大なケースについての報告から、特により小さな有害事象やエラーのケースで情報開示対話の理念と現実のギャップが存在していることに気付かないまま、自院において有害事象やエラーに関する透明性が保たれていると誤って結論付けてしまうことがある。情報開示対話を恒常的に管理者会議のアジェンダとして含めるとか、定期的に現場ニーズ評価の結果をそこに提供するなどは、上層部の情報開示対話について

の自覚を向上させるのに役立つだろう。また、上級管理職は、情報開示対話研修などの教育活動の場にも参加すべきである。先の章で示した実践に基づく学習アプローチ、すなわち同僚が互いに実演し、観察し、自省する機会をもつアプローチが、より効果的であることを、我々は確認している。組織のリーダーにとって、この実地体験による学習経験は、思考を転換し、情報開示対話に関する包括的な組織的サポート体制の確立へ向けて、必要なリソースを割いて支援する動きの活性化に貢献するであろう。

　この意識向上のすべての過程で、組織は、一方で、すべてのレベルで多職種が組み込まれることに配慮しつつ、他方で、なお医師が中心的役割に位置付けられるよう努めるべきである。ただ、医師を組み込むことは、一定の病院ではいくつかの理由から難しさを伴うだろう。多忙な医師を会議に招集することの困難という単純な課題から、情報開示にあたっての権限や権威の所在をどうとらえるかなど、難しい課題もある。そうした障害は、組織をして、学習と変化のプロセスから医師を離脱させてしまう方向に向ける可能性がある。これらの障害にもかかわらず、医師の参加と承認は、必要不可欠な要素と言うべきである。

説明責任

　4-Aフレームワークの第2の要素は、情報開示に関して明確な説明責任を確立することである。組織は次の事柄について、だれに責任があるのかを明確化しておかねばならない。第1に、情報開示と透明性確保のために、組織内の障害を見極め除去する責任はだれにあるのか、第2に、管理者や重要なスタッフに予想される課題や障害をあらかじめ自覚しておくようにさせる責任はだれにあるのか、第3に、有効な情報開示対話プログラムを展開するために必要な組織リソースを確保する責任はだれにあるのかである。これら責任の基礎となる多様な過程基準、組織構造基準、結果基準が、形成されることになろう。過程基準には、情報開示対話研修を受けたスタッフの割合、情報開示対話が必要となり実践された有害事象の頻度、スタッフの情報開示

対話研修および情報開示コーチング・サービスへの満足度が含まれる。考え得る組織構造基準としては、情報開示コーチが24時間、確実に利用可能であること、患者への情報開示方針が存在し参照可能であること、予期しない結果が発生したすべての事例について情報開示の実施をめぐるスクリーニングを行う手続きが存在していること、情報開示対話がなされたかどうか、またいかになされたかについて、検証するメカニズムが存在しているかなどが考えられる。また、上級管理者や理事会レベルを含め、情報開示についての院内報告体制が整っていることも、組織構造基準の一つである。時間が経つと、情報開示対話に関する結果基準が、過程基準や組織構造基準に取って代わるようになる。結果基準には、患者による病院の誠実さへの信頼、重大な予期せぬ有害事象を経験した患者・家族の情報開示対話への満足度などが含まれよう。

プライベートな医療スタッフ*を抱える病院は、情報開示について、さらに別の課題に直面することになる。とりわけ、プライベート医師が、病院とは別の医療損害賠償保険に加入しており、いかに情報開示を行うかについて病院と医師の見解が分かれたような場合である。こうした状況での自然な傾向として、病院もプライベート医師も、患者に対し、主たる責任はもう一方の側にあると、明示的ないし黙示的に伝えがちになる。この問題を解決する魔法の杖は無いが、プライベート医療者を抱える病院組織は、情報開示に関し、プライベート医師と最大限協働できるような方針と手続きを設定しておくべきである。病院と医師が互いに非難し合っているという認識を患者側がもてば、患者の苦悩は深くなり、訴訟に至る可能性が高まる結果となってしまう。可能であれば、事前に情報開示対話についての十分なコンサルテーションと計画を立てたうえで、病院とプライベート医師とが一緒に患者にアプローチすべきである。

---

*訳者注：病院の被用者ではなく、独立事業主として病院と契約している医療者。

情報開示能力の開発

　4-Aフレームワークの第3の要素は、有害事象や医療エラー発生後に、組織が効果的に介入する能力の向上である。全米医療の質フォーラム（National Quality Forum）による情報開示の安全な実践についての提言が、病院組織における情報開示対話支援システムの実践について、一つの有効なモデルを提供している。情報開示の方針と手続きは、ほかの患者安全、医療の質などの改善活動と組織的にリンクされていなければならない。このリンクによって、予期しない有害事象ケースの分析にあたって、情報開示およびその遂行のあり方が考慮されることになる。また、医療エラーのリスクマネジメント部門への報告により、ほかの患者安全推進過程と結び付けられること、重大な予期しない有害事象ケースの発生および情報開示過程の情報が、定期的に病院上層部の間で共有されることも重要である。

　情報開示対話支援システムの鍵となるのが、本書で先に指摘したように、情報開示コーチないしコンサルタントを配置し、訓練することである。現場の医療者が、効果的に情報開示対話の準備をし、必要な支援を受けるために、24時間いつでも適時の助言を提供できるシステムが必要とされている。積極的情報開示支援システムは、さらに、院内のすべての医療職に、情報開示対話に特化した研修を提供する必要がある。すべての医療スタッフは、情報開示についての基本的概念を理解するとともに、適切な組織による支援システムの存在と、それへのアクセス方法を理解しておく必要がある。

　情報開示対話支援システムの第2の重要要素は、その過程全体を通して、患者と医療者双方を支えるような仕組みの確立と実施である。重大な医療エラー後の介入は、通常、相当長期にわたることが多い。患者と家族は、病院側の窓口が一つに絞られること、疑問が生じたときなどに接触し、そこで積極的に対応してくれる人材の存在を求めている。しばしば、病院組織は、定期的な患者側との接触は、患者側を癒すよりは、かえって苦痛を呼び覚まし、傷口を広げることになるのではないかと考えて、フォローアップの接触は賢明でないと評価しがちである。しかしながら、フォローアップの接触

が、共感的に敬意をもってなされる限り、放置されているとの感覚を和らげ、有害事象のかなり後でも生じ得る疑問に答え、信頼関係を修復し回復しようとする病院側の努力を示すことにもなる。

　有害事象が医療スタッフに及ぼす感情的影響への支援も、同様に重要である。これまで、医療機関は、エラーに巻き込まれた医療者に十分な支援をしてこなかったし、そうしたシステムがあったとしても、医療者もそれに頼ることをためらってきた。医療者の感情的反応が、重大な有害事象の直後にも、また週、月単位でのフォローとしても、配慮され、和らげられるようにすることも、情報開示対話支援システムが有効であるための重要な要件である。

　これまで、情報開示対話は、個々の医師が患者に対して行うものと考えられてきたが、チームのすべての医療職が、何が起こったかについて情報を提供し、情報開示に貢献できるような多職種によるチーム・アプローチがコンセンサスを得つつある。またこのチーム・アプローチにより、患者側は何が起こったかについて一貫したメッセージを得ることができるようになる。有害事象や医療エラーについての実りある多職種間のチーム学習は、医師とコメディカルの関係性を形成している権力勾配、権威勾配が存在する状況では、難しい課題である。この点でも、情報開示コーチは、すべての職種が語ることができるような環境を構成するスキルを身に付けなければならない。

　患者・家族との情報開示対話にどの程度のチームメンバーが参加するかという問題は、いまだ結論が出ない段階にある。多様なチームメンバーが参加することのメリットは、何が起こったかについて患者の幅広い問いに答えることができるという点、各メンバーがもつ多様な対話能力を活用することができる点、病院が問題に真剣に取り組んでいるとのメッセージを強化できる点などである。参加者が多過ぎる場合に生じるデメリットは、多職種の参加で患者側が圧倒されてしまうこと、十分なプランニングがなされていないと、何が起こったか、次に何をすべきかについて混在したメッセージが発されてしまうことである。いずれにせよ、どのような環境で、どの程度のチー

ムメンバーの参加が最も効果をもち得るかについては、さらなる研究が必要である。

　情報開示対話の方針および手続きを実行するための最後の重要要素は、情報開示対話のプロセスが、個々の具体的な患者・家族のニーズや選好に焦点化されたものになるように構築することである。重大な有害事象が発生したときほど、患者中心のケアを提供する能力が求められる事態はない。しかし重大な有害事象が発生した際、医療職や医療機関が、その有害事象および情報開示が自分たちにどのような影響を与えるかを第一に考えて、患者・家族に与える影響について等閑視してしまうのは、決してまれなことではない。こうした思考は、情報開示対話を実施するか否かの決断だけでなく、実施する場合もその実際の過程に影響を及ぼしてしまう。とりわけ重大な有害事象が発生した場合には、医療機関は、情報開示対話実施の有無の意思決定にあたって、患者の視点を中心かつ前面に置いておけるような安全弁を構築しておくべきである。倫理委員会や患者諮問委員会などに公式に諮ることは、こうした状況で倫理的に正当な選択を確保するための一つの方策である。そうした諮問は、情報開示を実施しない可能性を考える場合には、より必須である。なぜなら、すでに議論したように、情報開示の否定は、高い倫理的基準を満たしていなければならないからである。

能力を行動に

　4-Aフレームワークの最後の要素は、能力を行動に転換させるということである。この10年間の医療機関および医療者の有害事象ないし医療エラー後の患者への情報開示の改善への取り組みから学ぶべき一つの課題は、情報開示の理念への共感を実践に移すことが、いかに難しいかという点である。この情報開示の実践過程を変容させることの困難は、組織行動論の専門家にとっては、驚くに当たらないことだろう。なぜなら、情報開示の実践は、背景の医療文化に深く根差しているからである。行動レベルでの文化変容は、どのような場合でも常に困難だろう。しかし、訴訟社会の背景の中

で、有害事象やエラーについて患者側と対話するという、厄介で、気まずく、難しい行動を医療者に求める点で、この場合、困難は倍加される。この情報開示をめぐる変化の歩みの遅さは、医療機関が、情報開示への自覚、説明責任、能力、そして行動への転換を促すためにどのような方策を取るかについて、特別の注意を払うことを要請するものである。

　いまだ緒に就いたばかりの情報開示対話プログラムに見られるよくある障害の一つは、情報開示対話の結果についての医療者たちの非現実な期待の高さである。情報開示対話に懐疑的であったり、恐れたりする医師に向き合うと、教育する側は、情報開示対話が患者、医師双方にとって癒しとなること、患者側がどれほど強く有害事象やエラーについて情報開示を求めているかを強調したくなる。このメッセージは、いずれも真実を述べてはいるが、医師たちに、推奨される情報開示のテクニックを適用すれば、患者側は医師を許し、正直であると評価してくれるかたちで対話が終結するだろうと安易に信じさせてしまうかもしれない。これは、非現実的で、不適切な期待である。通常の状況では、対話がうまく進めば、患者や家族は医師のオープンな態度を評価してくれるかもしれないが、同時に、医師に対し、なお、かなりの怒り、苦痛、不信を感じ続けるものである。

　医師は、この場合、それを失敗と受け止めてしまう。情報開示対話の教育者やコーチは、情報開示対話の難しさ、重大な医療被害が生じた後に患者・家族との信頼を再構築することに要する長い道のりについて、教え注入していく必要がある。それがなされれば、医師が一度情報開示対話を試みた後は、二度と患者との対話の機会をもとうとしないといった事態を最小限に食い止めることができよう。表9は、情報開示対話に対する障害と、その可能な解決策をまとめたものである。

　我々が本書で示した提言に関する批判は、相当の組織変容がなされない限り、それら提言のほとんどは採用し得ないというものである。本章で、我々は、それら組織上の困難に焦点を合わせ、いかにそれに向きうべきかについて議論してきた。最終章では、将来を見据え、今のところホワイトボー

表9 情報開示対話への障壁と可能な解決策

障壁	可能な解決策
臨床的障壁 ・情報開示は訴訟につながるとの恐れ ・患者の利益にならないのではという懸念 ・対話スキルについての自信の無さ ・エラーをめぐる恥辱感、きまり悪さ	・情報開示と訴訟行動の関係をより学ぶ ・患者の情報開示へのニーズや、それが無いときの帰結について理解する ・情報開示対話スキルを学び、コーチを活用する ・組織の支援リソースを活用する
組織的障壁 ・医療者が十分な情報開示スキルをもっていないという懸念 ・情報開示の質の低さへの気付きの欠如 ・情報開示は、医療安全よりもリスクマネジメントの一環であるとの認識	・トレーニング、コーチング、感情的支援など情報開示支援システムを構築する ・現状の情報開示の質について評定する ・質・安全活動や事象分析に患者を参加させる

出典:Gallagher TH. A 62-year-old woman with skin cancer who experienced wrong-site surgery: review of medical error. JAMA. 2009; 302: 669-677.

ドやメールのメモ上にしか存在していないが、今後何年かかけて議論と進展が見られると思われる改革の方向について見ていくことにしたい。

第11章

将来の方向性と結語

　有害事象や医療エラーの後、医師が患者や家族といかに対話するかについて、この10年の間に大きな変化が生じてきた。しかし、また同時に、応答的で有効な情報開示対話の実践は、さまざまな意味で、いまだ緒に就いたばかりでもある。それでも、今後何年かの間に、変化がよりスピーディに促進されていくことを期待するのは、あながち見当違いではないだろう。本章では、将来の展開が予測される側面について、考察しておくことにしよう。

情報開示対話と質・安全プログラムの連携

　医療エラーについて、患者・家族と対話することは、これまでずっと主としてリスクマネジャーの役割と考えられてきた。しかし、先進的な医療機関は、この患者・家族との有害事象発生後の対話過程の改善こそが、安全で質の高い医療を提供するための鍵となる要素であると認識しつつある。情報開示対話と病院の医療の質・安全プログラムとを統合する試みは、さまざまなかたちで実現され得るだろう。たとえば、多くの医療機関で、質・安全プロ

グラムは、患者が現在、医療の質に関するガイドライン——たとえば、予防的検査や適切な血糖管理など——に適合しているかどうかを、医師が即座に見極めるための指標基準が設定されるところまで発展してきている。同様のアプローチは情報開示対話についても展開され得るだろう。情報開示対話が必要な出来事がいつ発生するかをモニターし、情報開示対話が行われるかどうかをチェックし、対話の質についての患者の評価・報告を求めるといったシステムの確立である。こうしたシステムの確立は、医療機関が情報開示対話が行われなかったときに、あるいは適切に行われていないときに、リアルタイムで介入することを可能にするだろう。

　医療機関の前線で実施される改善された情報開示対話は、医療の質改善を導く原動力ともなっていくだろう。たとえば、患者や家族は、しばしば有害事象や医療エラーを直接に見ているため、率直で敬意に満ちた対話を通して、鍵となる情報やユニークな視点をそこから得られるかもしれない。患者から学び取った情報は、質の改善過程に取り込まれたり、分析の精度を高めたり、再発防止計画の強化にも貢献したりする。また、患者が根本原因分析の過程に参加すれば、それによって、何が起こったかについての医療安全管理者の専門的視点に、直接、患者の視点を注入することができるだろう。この質・安全活動への患者の組み込みの可能性は、まず、第一に、患者に対しオープンに共感的に有害事象について情報開示するという前提があるかどうかにかかっている。同様に重要なのは、医療機関の中で、患者・家族の知識が、どの程度重視され、尊重されるか、その程度の変化も必要だという点である。加えて、病院リーダーにとっても、患者安全推進運動のメッセージ——「私たちのことを、私たち抜きに決めないで（Nothing about us, without us.）」——を一貫して聞き入れる勇気を要求する。

　改善された情報開示対話の実践は、透明性を重視する医療機関にとって、不可欠の構成要素である。透明性の価値を実現するためには、医療機関は２つの類似したポイントを認識しておかねばならない。すなわち、一方で、医療者が有害事象に関し、患者・家族にオープンであること、他方で、医療者

は、また、そうし有害事象の発生について、院内組織においてもオープンでなければならないのである。英国をはじめとしたいくつかの国では、実際に、「情報開示（disclosure）」という用語を用いず、より広い概念である「オープンでいること（being open）」という用語を採用している。多くの医療機関は、その安全文化を評価する際に、情報開示対話の実践をも要素として含めるようになってきているし、情報開示対話の取り組みは、医療における「ジャスト・カルチャー（公正な文化）」推進の構成要素として組み込まれてきている。

　有害事象や医療エラーの後の患者・家族との最善の対話の試みが、主治医だけの責任ではなく、病院の方針であり責任であるとして公に主張されるようになるとき、情報開示対話の実践は、病院評価や特定機能評価の基準の一部ともなり、医療システム全体の中で、当然のことと期待されるようになるだろう。医療者が、こうした方法で、医療機関の情報開示方針に忠実にその責任を果たすことは、患者ケアの一環としての情報開示実践への期待は満たされ得るのだという力強いメッセージを発することになるだろう。

壊れた信頼の修復

　本書で議論してきた関係的価値、すなわち、透明性、敬意、説明責任、継続性、親身さを遵守することは、2010年代を迎えた今、自らを変えようとする医療機関にとっての課題そのものである。有害事象や医療エラーは、人間関係の網の目の中で発生し、重大な有害事象の際には、人間関係の基盤にあるこれらの価値が揺らぎ、問題視される。多くの場合、関係性はさまざまなレベルで緊張をきたす。医療者と患者の間、医療者同士の間、医療者と組織の間など、すべてで問題となる。これらの関係が破壊されたとき、傷付いた患者・家族のために、関わった医療者のために、そして病院全体のために、組織がこれら関係的価値を可能な限り守ろうとすることが必要である。重大な医療エラーの発生は、医療機関にとって大切な分岐点、「セールスマ

ンの死」＊から言葉を借りれば、「関心をもって受け止められなければならない（attention must be paid.）」倫理的分岐点なのである。

重大な有害事象発生時に、最も重要な倫理的要請は、患者・家族に、適切に、かつ共感をもって応答することである。そうした際の医療者側の自然な反応は、患者中心の医療からは遠い仕方での防御的対応である。こうした困難な事態で、患者・家族と良好なコミュニケーションを行うための技能は、いまだ検討の緒に就いたばかりである。有害事象や医療エラー発生時の情報開示に対する患者・家族の欲求については、これまでも強調されてきたが、その欲求の幅や多様性については、いまだほとんど知られていない。

まず、なすべきは、患者・家族の欲求に応答することであるが、次に直ちに必要となるのは関わった医療者たちに、支援と支持、そして積極的な学習の機会を提供することである。支援システムを構築し、医療者がそれを活用する意識を育てていくことが重要なステップになる。しかし、そうした支援システムにアクセスすることへの障害は、医療文化の基盤の中に埋め込まれているがゆえに難問である。たとえば、医師が「良い医師は過ちを犯したりしない」という前提で考えているとすると、医療エラーが発生したとき、それがだれにでも起こり得ることであろうと、個人の過失とみなしてしまいがちである。さらに、そうした過ちについて助けを求めることは、弱さを示すものと見られてしまうだろう。そうした状況で医療者を支援する組織の取り組みを展開していくためには、重大なエラーも、不幸ではあるが、学習のための積極的な機会にほかならないのだとみなす患者安全方策の一部として、医療エラーの発生をとらえ直す視点を強化することが不可欠である。有害事象に関わったすべての医療者は、信頼できる同僚たちの間で、継続的に、その必要性や個々の対応スタイルごとに、レベルや性質を調整された支援を受ける過程に組み込まれなければならない。こうしたシステムの確立は、今のところ立ち遅れているが、医療エラーの問題に取り組むとき、重要な組織戦

＊訳者注：「セールスマンの死」はアーサーミラーの戯曲。

略の要素だと言えるだろう。

協働的な情報開示対話の推進と医療における患者への補償提供

　前にも議論したように、ミシガン大学、イリノイ大学、スタンフォード大学など、自家保険システムをもつ大規模施設では、情報開示と早期の補償提供を組み合わせることで、成功が得られたことが報告されている。また、COPIC、プロミューチュアル（ProMutual）、ウェスト・バージニア・ミューチュアル（West Virginia Mutual）などの民間損害保険会社も、より限られた規模でではあるが、情報開示と補償を組み合わせたプログラムを導入している。他方、いまだ現れていないのは、医療機関と医師が異なる損害保険会社と契約しているような状況での協働的な情報開示と補償提供のプログラム・モデルである。今のところ、病院に雇用されていないプライベートの医療者が、医療施設で有害事象を起こしたような場合、当該医師および医療施設の保険会社が、それぞれ、負担責任を含め責任は他方にあると主張し合うのが通例である。異なる保険会社間の協調的な情報開示および補償提供プログラム構築の可能性は、秘密保持で保護された事例分析、ピアレビュー情報を共有することに関わる困難によっても限定されてしまう。

　自家保険機関で成功した情報開示と補償提供モデルを、ほかのはるかに多い医療提供機関の状況に、いかにして適用できるかを検証するためには、多くの分析と研究が必要である。明らかなのは、そのような情報開示と補償提供の協働の試みは、特定の医療被害類型の場合、より効果的だろうという点である。民間損害保険会社と医療機関は、まず、情報開示と補償提供に関しての協働がより容易に適用できる subset of events は何かについて同定することで、パートナーシップ構築の可能性を模索すべきである。示談交渉の過程で患者側と共有された情報について、後の訴訟で証拠開示義務を免除される制度をもつ州では、民間保険会社と医療機関との情報開示および補償提供に

ついての協働も、同様の証拠開示義務免除の恩恵を含む、より広い解決条件の下で構成されていくことになろう。

全米医師データバンクの改善

　全米医師データバンク（National Practitioner Data Bank：NPDB）の目的、すなわち、能力に疑義のある医師を追跡するシステムの必要性は、理解できるものである。しかし、残念なことに、NPDB の現在の運用法では、補償が必要となるような医療エラーが起こった場合、情報開示を妨げる効果をもってしまう。患者からの書面での要請により支払いがなされる場合、いくつかの報告義務と共に、NPDB への報告も必須とされている。しかし、有害事象やエラー発生に続いて患者への支払いがなされる事案の多くは、必ずしも医師の水準に満たない診療によるものではなく、一連のシステム的問題により生じたものである。さらに、自家保険システムをもついくつかの大きな組織では、個々の医療者を名指しする代わりに、組織として患者からの請求に応対する方策を選択しており、多額の支払いが患者側になされた場合でさえ、医師を NPDB に報告することはしていない。医師の名前が NPDB に報告された場合には、その後の医師免許の更新手続きや病院での診療の権利獲得の過程が、極めて複雑になる。NPDB への報告手続きを、支払いの発生ではなく、能力基準に焦点を合わせるかたちで改善していくことが、この報告制度が情報開示過程の障壁となる可能性を減じていくことにつながるであろう。

新しい教育モデル

　医療専門職に対する情報開示についての教育を効果的に行うために、学ばねばならないことが多くある。本書で、我われは、効果が高いと思われる「実践に基づく学習」アプローチについて示してきた。多くの医療機関は、

精緻で詳細な情報開示方針や手続きを作り上げており、これは重要な第一歩である。また、本格的なコーチング介入を必要としない、微細ないし軽微なエラーをめぐる情報開示については、e-learning 教材のような手軽なツールの整備は、医療者への支援として有効だろう。

　最も困難な課題は、医療専門職に、適切な情報開示スキルを、研修の中でいかに提供していくかである。多くの施設で、情報開示に関し、主たる責任を負っているのは、やはり医療者であると言ってよいだろう。しかし、新任の医師の場合、もちろん看護師やほかの医療職の場合も、公式なトレーニングを受けずに臨床に携わり、有害事象発生時に患者・家族とのコミュニケーションの機会にさらされる結果となる場合も想定される。それゆえ、医学部学生、研修医、看護学生、そのほかの医療職の学習過程に、基礎知識についての学習教材と共に、ロールプレイによる情報開示の実践学習が組み込まれるべきである。また研修中の医療者は、指導者が実際に情報開示対話を行っている際に、可能なら同席することで、重要なスキルの学びを深めることができる。効果的な教育戦略は、研修生が受け取る複雑なメッセージを見極めながら、「隠されたカリキュラム」の影響にも配慮したものでなければならない。情報開示の学習は、また、診療科や専門に応じて、その固有の情報開示過程へのアプローチを考慮しつつ、カスタマイズされる必要もあろう。

研究の陥穽を埋める

　この数年、情報開示の意義を支持する研究が急速に発展してきた。しかし、なお、大きな知識の陥穽が存在している。たとえば、ジェンダー、人種、階級、民族性などに基づく異なる独特のニーズや選好を理解するためには、さらなる研究が必要である。患者・家族固有の特性の理解に基づいて熟慮された倫理的アプローチを考えることは、情報開示実践全体を改善し、また、情報開示をしなくてもよい状況の見極めにも役立つだろう。効果的な情報開示戦略についての理解が進めば進むほど、情報開示方針や手続きは、よ

り確固たるエビデンスに基づいたものとなっていくだろう。

　おそらく、最も重要なのは、情報開示の方針やプログラムと患者安全、医療の質向上のプログラムとの相乗効果について、決して軽視されてはならないという点である。情報開示が、一定の被害に対し早期補償を行うシステムと結び付けられているときには、なおさらである。この種のイノベーションは、組織にとって二の足を踏むような課題であろう。しかし、医療の質や医療安全の向上、医師とのパートナーシップや関わりの経験からくる患者・家族の満足度の向上、医療者側のストレス軽減やバーンアウトの防止など、得られる見返りは、そうしたチャレンジを十分に価値あるものとしてくれるだろう。将来の研究は、この複雑な相互作用関係の統合を達成する最善の実践モデルの構築に貢献してくれるものと思われる。

　この将来の方向性についての見通しは、本書のテーマの循環的関係を完成させることになる。我われは、有害事象や医療エラー発生後のより良い対話へのニーズの検証から始めた。そして我われは、医療者がベッドサイドで、患者・家族と対話する能力をいかに改善できるか、またそうした困難な事態での医療者の情緒的ニーズを認めていくことの重要性について検討を進めた。また、我われは、これらの努力が長期的に功を奏するためには、指導者たちの側に、中核的関係価値、すなわち「透明性」「敬意」「説明責任」「継続性」「親身さ」を根付かせ、組織文化の変化を導く組織的学習を支援する、不退転の決意が必須であることも見極めてきた。

　医療機関が、真に透明性を確保し、「不完全さの美学」を認めていく能力をもつなら、情報開示実践が改善されるばかりか、エラーが起こったとき、皆が学習できるように、オープンに語ることを当然と感じるような新たな世代の医療者の出現を促すことになろう。包括的な患者安全プログラムの中に統合された情報開示実践への組織的取り組みは、エラーの頻度や重大性を低減させ、結果として、患者・家族との情報開示対話の頻度も低減させることになる。これらの展望を今後実践につなげていくことは、本書ですでに示した諸理由により、簡単なことではない。しかしながら、それは努力に値する

試みである。なぜなら、それが正しい道にほかならないからである。

文　献

1. Institute of Medicine [U.S.]. Committee on Quality of Health Care in America. *To Err Is Human: Building a Safer Health System.* Washington, DC: National Academy Press; 2000.
2. Clinton HR, Obama B. Making patient safety the centerpiece of medical liability reform. *N Engl J Med.* 2006;354:2205–2208.
3. Hilfiker D. Facing our mistakes. *N Engl J Med.* 1984;310:118–122.
4. Bosk CL. *Forgive and Remember: Managing Medical Failure.* 2nd ed. Chicago: University of Chicago Press; 2003.
5. Wu AW. Medical error: the second victim. The doctor who makes the mistake needs help too. *BMJ.* 2000;320:726–727.
6. The Full Disclosure Working Group. *When Things Go Wrong: Responding to Adverse Events. A Consensus Statement of the Harvard Hospitals.* Boston: Massachusetts Coalition for the Prevention of Medical Errors; 2006.
7. Weingart SN. Beyond Babel: prospects for a universal patient safety taxonomy. *Int J Qual Health Care.* 2005;17:93–94.
8. Reason JT. *Human Error.* Cambridge, England: Cambridge University Press; 1990.
9. Quality Interagency Coordination Task Force. *Doing What Counts for Patient Safety: Federal Actions to Reduce Medical Errors and Their Impact.* February 2000. www.quic.gov/report/toc.htm. Accessed December 11, 2002.
10. Smith ML, Forster HP. Morally managing medical mistakes. *Camb Q Healthc Ethic.* 2000; 9:38–53.
11. Crigger NJ. Always having to say you're sorry: an ethical response to making mistakes in professional practice. *Nurs Ethics.* 2004;11:568–576.
12. Espin S, Levinson W, Regehr G, Baker GR, Lingard L. Error or "act of God"? a study of patients' and operating room team members' perceptions of error definition, reporting, and disclosure. *Surgery.* 2006;139:6–14.
13. Kuzel AJ, Woolf SH, Gilchrist VJ, et al. Patient reports of preventable problems and harms in primary health care. *Ann Fam Med.* 2004;2:333–340.
14. Burroughs TE, Waterman AD, Gallagher TH, et al. Patients' concerns about medical errors during hospitalization. *Jt Comm J Qual Saf.* 2007;33:5–14.
15. Gallagher TH, Waterman AD, Ebers AG, Fraser VJ, Levinson W. Patients' and physicians' attitudes regarding the disclosure of medical errors. *JAMA.* 2003;289:1001–1007.

16. Elder NC, Jacobson CJ, Zink T, Hasse L. How experiencing preventable medical problems changed patients' interactions with primary health care. *Ann Fam Med.* 2005;3:537–544.

17. Leape LL, Brennan TA, Laird N, et al. The nature of adverse events in hospitalized patients: results of the Harvard Medical Practice Study II. *N Engl J Med.* 1991;324:377–384.

18. Bates DW, Boyle DL, Vander Vliet MB, Schneider J, Leape L. Relationship between medication errors and adverse drug events. *J Gen Intern Med.* 1995;10:199–205.

19. Banja JD. Problematic medical errors and their implications for disclosure. *HEC Forum.* 2008;20:201–213.

20. Wu AW, Cavanaugh TA, McPhee SJ, Lo B, Micco GP. To tell the truth: ethical and practical issues in disclosing medical mistakes to patients. *J Gen Intern Med.* 1997;12:770–775.

21. Gallagher TH, Levinson W. Disclosing harmful medical errors to patients: a time for professional action. *Arch Intern Med.* 2005;165:1819–1824.

22. Wachter R, Shojania K. *Internal Bleeding: The Truth behind America's Terrible Epidemic of Medical Mistakes.* New York: Rugged Land; 2005.

23. Kenney C. *The Best Practice: How the New Quality Movement Is Transforming Medicine.* New York: PublicAffairs; 2008.

24. Brennan TA, Leape LL, Laird NM, et al. Incidence of adverse events and negligence in hospitalized patients: results of the Harvard Medical Practice Study I. *N Engl J Med.* 1991;324:370–376.

25. Thomas EJ, Studdert DM, Burstin HR, et al. Incidence and types of adverse events and negligent care in Utah and Colorado. *Med Care.* 2000;38:261–271.

26. Stelfox HT, Palmisani S, Scurlock C, Orav EJ, Bates DW. The "To Err Is Human" report and the patient safety literature. *Qual Saf Health Care.* 2006;15:174–178.

27. Institute of Medicine [U.S.]. Committee on Quality of Health Care in America. *Crossing the Quality Chasm: A New Health System for the 21st Century.* Washington, DC: National Academy Press; 2001.

28. Chedoe I, Molendijk HA, Dittrich ST, et al. Incidence and nature of medication errors in neonatal intensive care with strategies to improve safety: a review of the current literature. *Drug Saf.* 2007;30:503–513.

29. Gurwitz JH, Field TS, Harrold LR, et al. Incidence and preventability of adverse drug events among older persons in the ambulatory setting. *JAMA.*

2003;289:1107–1116.

30. Holdsworth MT, Fichtl RE, Behta M, et al. Incidence and impact of adverse drug events in pediatric inpatients. *Arch Pediatr Adolesc Med.* 2003;157: 60–65.

31. Phillips DP, Bredder CC. Morbidity and mortality from medical errors: an increasingly serious public health problem. *Annu Rev Public Health.* 200;223: 135–150.

32. Seifert SA, Jacobitz K. Pharmacy prescription dispensing errors reported to a regional poison control center. *J Toxicol Clin Toxicol.* 2002;40:919–923.

33. Boyle D, O'Connell D, Platt FW, Albert RK. Disclosing errors and adverse events in the intensive care unit. *Crit Care Med.* May 2006;34:1532–1537.

34. Gallagher TH. Medical errors in the outpatient setting: ethics in practice. *J Clin Ethics.* 2002;13:291–300.

35. Rothschild JM, Landrigan CP, Cronin JW, et al. The Critical Care Safety Study: the incidence and nature of adverse events and serious medical errors in intensive care. *Crit Care Med.* 2005;33:1694–1700.

36. Zhan C, Miller MR. Excess length of stay, charges, and mortality attributable to medical injuries during hospitalization. *JAMA.* 2003;290:1868–1874.

37. HealthGrades. *HealthGrades Quality Study: Patient Safety in American Hospitals.* July 2004. www.healthgrades.com/press-releases/. Accessed August 18, 2009.

38. Facing up to medical error. *BMJ.* March 18, 2000;320:A.

39. Spath P, ed. *Error Reduction in Health Care: A Systems Approach to Improving Patient Safety.* Chicago: AHA Press/Jossey-Bass Publications; 2000.

40. Leonard M, Frankel A, Simmonds T, Vega K, eds. *Achieving Safe and Reliable Healthcare.* Chicago: Health Administration Press; 2004.

41. Six Sigma. What Is Six Sigma? www.isixsigma.com/. Accessed August 18, 2009.

42. Connor M, Duncombe D, Barclay E, et al. Creating a fair and just culture: one institution's path toward organizational change. *Jt Comm J Qual Saf.* 2007;33:617–624.

43. Marx D. *Patient Safety and the "Just Culture": A Primer for Health Care Executives.* New York: Trustees of Columbia University; 2001. www.mers-tm.org/support/Marx_Primer.pdf. Accessed April 23, 2010.

44. AHRQ. Patient safety culture surveys. www.ahrq.gov/QUAL/patientsafetyculture/. Accessed August 18, 2009.

45. *The National Medical Error Disclosure and Compensation Act.* S 1784, 109th Cong, 1st Sess (2005).

46. *The Patient Safety and Quality Improvement Act of 2005.* Overview, June 2008. Agency for Healthcare Research and Quality, Rockville, MD. www.ahrq.gov/qual/psoact.htm. Accessed April 10, 2010.

47. CMS. Physician Quality Reporting Initiative. www.cms.hhs.gov/pqri/. Accessed August 18, 2009.

48. National Academy for State Health Policy. www.nashp.org. Accessed April 20, 2010.

49. Kaiser Family Foundation. Spotlight: Personal experiences with medical errors. www.kff.org/spotlight/mederrors/4.cfm. Accessed August 18, 2009.

50. Blendon RJ, DesRoches CM, Brodie M, et al. Views of practicing physicians and the public on medical errors. *N Engl J Med.* 2002;347:1933–1940.

51. The Kaiser Family Foundation/Agency for Healthcare Research and Quality/Harvard School of Public Health. *National Survey on Consumers' Experiences with Patient Safety and Quality Information.* November 2004. www.kff.org/kaiserpolls/upload/National-Survey-on-Consumers-Experiences-With-Patient-Safety-and-Quality-Information-Survey-Summary-and-Chartpack.pdf. Accessed March 27, 2007.

52. HealthGrades. *Second Annual Patient Safety in American Hospitals Report.* May 2005. patientsafetyinamericanhospitalsreportfinal42905post.pdf from www.healthgrades.com. Accessed April 10, 2010.

53. AHRQ. *National Healthcare Quality Report,* 2008. www.ahrq.gov/qual/nhrq08/nhrq08.pdf. Accessed April 10, 2010.

54. HealthGrades. *The Eleventh Annual HealthGrades Hospital Quality in America Study.* October 2008. www.healthgrades.com/media/DMS/pdf/HealthGradesEleventhAnnualHospitalQualityStudy2008.pdf. Accessed April 10, 2010.

55. Altman DE, Clancy C, Blendon RJ. Improving patient safety—five years after the IOM report. *N Engl J Med.* 2004;351:2041–2043.

56. Wachter RM. The end of the beginning: patient safety five years after "To Err Is Human." *Health Aff* (Millwood). 2004;W4:534–545.

57. Berwick DM. Errors today and errors tomorrow. *N Engl J Med.* 2003;348:2570–2572.

58. Leape LL, Berwick DM. Five years after To Err Is Human: what have we learned? *JAMA.* 2005;293:2384–2390.

59. AHRQ. *2007 National Healthcare Quality & Disparities Reports.* www.ahrq.gov/qual/qrdr07.htm. Accessed August 18, 2009.

60. Ulmer C, Wolman D, Johns M. *Resident Duty Hours: Enhancing Sleep, Supervision, and Safety*. Washington, DC: National Academies of Science; 2009.

61. Buerhaus P. Is hospital patient care becoming safer? a conversation with Lucian Leape. *Health Aff* (Millwood). 2007;26:w687–w696.

62. Pronovost P, Needham D, Berenholtz S, et al. An intervention to decrease catheter-related bloodstream infections in the ICU. *N Engl J Med*. 2006; 355:2725–2732.

63. Cincinati Children's Hospital. Pursuing perfect care. www.cincinnati childrens.org/about/measures/perfect.htm. Accessed August 18, 2009.

64. Lee TH, Torchiana DF, Lock JE. Is zero the ideal death rate? *N Engl J Med*. 2007;357:111–113.

65. Leape L. Personal communication with Robert Truog, March 4, 2009.

66. Hobgood C, Peck CR, Gilbert B, Chappell K, Zou B. Medical errors—what and when: what do patients want to know? *Acad Emerg Med*. 2002;9: 1156–1161.

67. Hobgood C, Tamayo-Sarver JH, Elms A, Weiner B. Parental preferences for error disclosure, reporting, and legal action after medical error in the care of their children. *Pediatrics*. 2005;116:1276–1286.

68. Mazor KM, Simon SR, Gurwitz JH. Communicating with patients about medical errors: a review of the literature. *Arch Intern Med*. 2004;164: 1690–1697.

69. Witman AB, Park DM, Hardin SB. How do patients want physicians to handle mistakes? a survey of internal medicine patients in an academic setting. *Arch Intern Med*. 1996;156:2565–2569.

70. Mazor KM, Simon SR, Yood RA, et al. Health plan members' views about disclosure of medical errors. *Ann Intern Med*. 2004;140:409–418.

71. Mazor KM, Simon SR, Yood RA, et al. Health plan members' views on forgiving medical errors. *Am J Manag Care*. 2005;11:49–52.

72. Duclos CW, Eichler M, Taylor L, et al. Patient perspectives of patient-provider communication after adverse events. *Int J Qual Health Care*. 2005;17: 479–486.

73. American Society for Healthcare Risk Management of the American Hospital Association. Disclosure of unanticipated events: the next step in better communication with patients [first of three parts]. May 2003. www.ashrm.org/ ashrm/resources/monograph.html. Accessed June 12, 2008.

74. Berlinger N. *After Harm: Medical Error and the Ethics of Forgiveness*. Baltimore, MD: Johns Hopkins University Press; 2005.

75. Lazare A. *On Apology*. Oxford, England: Oxford University Press; 2004.

76. Mazor KM, Reed GW, Yood RA, Fischer MA, Baril J, Gurwitz JH. Disclosure of medical errors: what factors influence how patients respond? *J Gen Intern Med*. 2006;21:704–710.

77. Robbennolt JK. Apologies and legal settlement: an empirical examination. *Michigan Law Review*. 2003;102:460–516.

78. Cleopas A, Villaveces A, Charvet A, Bovier PA, Kolly V, Perneger TV. Patient assessments of a hypothetical medical error: effects of health outcome, disclosure, and staff responsiveness. *Qual Saf Health Care*. April 2006;15:136–141.

79. Bismark M, Dauer E, Paterson R, Studdert D. Accountability sought by patients following adverse events from medical care: the New Zealand experience. *CMAJ*. 2006;175:889–894.

80. Hickson GB, Federspiel CF, Pichert JW, Miller CS, Gauld-Jaeger J, Bost P. Patient complaints and malpractice risk. *JAMA*. 2002;287:2951–2957.

81. Kachalia A, Shojania KG, Hofer TP, Piotrowski M, Saint S. Does full disclosure of medical errors affect malpractice liability? the jury is still out. *Jt Comm J Qual Saf*. 2003;29:503–511.

82. May ML, Stengel DB. Who sues their doctors? how patients handle medical grievances. *Law & Society Review*. 1990;24:105–120.

83. Vincent C, Young M, Phillips A. Why do people sue doctors? a study of patients and relatives taking legal action. *Lancet*. 1994;343:1609–1613.

84. Banja JD. *Medical Errors and Medical Narcissism*. Sudbury, MA: Jones and Bartlett Publishers; 2004.

85. Hebert PC, Levin AV, Robertson G. Bioethics for clinicians: 23. disclosure of medical error. *CMAJ*. 2001;164:509–513.

86. *When Things Go Wrong: Voices of Patients and Families* [DVD]. Cambridge, MA: CRICO/RMF; 2006.

87. Gibson R, Singh JP. *Wall of Silence: The Untold Story of the Medical Mistakes That Kill and Injure Millions of Americans*. Washington, DC: LifeLine Press; 2003.

88. Gawande A. *Complications: A Surgeon's Notes on an Imperfect Science*. New York: Metropolitan Books; 2002.

89. Levinson W, Dunn PM. A piece of my mind: coping with fallibility. *JAMA*. 1989;261:2252.

90. American Medical Association Council on Ethical and Judicial Affairs. *Code of Medical Ethics, Annotated Current Opinions.* 2004-2005 ed. Chicago, IL: American Medical Association.

91. American Nurses Association. Code of Ethics for Nurses. Section 3.4 "Standards and review mechanisms. www.nursingworld.org/mainmenuCategories/EthicsStandards. Accessed April 10, 2010.

92. Snyder L., Leffler C. Ethics manual: fifth edition. *Ann Intern Med.* 2005; 142:560-582.

93. Medical professionalism in the new millennium: a physician charter. *Ann Intern Med.* 2002;136:243-246.

94. American College of Surgeons. Code of Professional Conduct. www.facs.org/memberservices/codeofconduct.html. Accessed April 10, 2010.

95. Gallagher TH, Denham C, Leape L, Amori G, Levinson W. Disclosing unanticipated outcomes to patients: the art and the practice. *J Patient Safety.* 2007;3:158-165.

96. Gallagher TH, Studdert D, Levinson W. Disclosing harmful medical errors to patients. *N Engl J Med.* 2007;356:2713-2719.

97. Garbutt J, Waterman AD, Kapp JM, et al. Lost opportunities: how physicians communicate about medical errors. *Health Aff* (Millwood). 2008;27: 246-255.

98. Wu AW, Folkman S, McPhee SJ, Lo B. Do house officers learn from their mistakes? *JAMA.* 1991;265:2089-2094.

99. Gallagher TH, Garbutt JM, Waterman AD, et al. Choosing your words carefully: how physicians would disclose harmful medical errors to patients. *Arch Intern Med.* 2006;166:1585-1593.

100. Gallagher TH, Waterman AD, Garbutt JM, et al. US and Canadian physicians' attitudes and experiences regarding disclosing errors to patients. Arch Intern Med. 2006; 166:1605-1611.

101. Kaldjian LC, Forman-Hoffman VL, Jones EW, Wu BJ, Levi BH, Rosenthal GE. Do faculty and resident physicians discuss their medical errors? *J Med Ethics.* 2008;34:717-722.

102. Kaldjian LC, Jones EW, Wu BJ, Forman-Hoffman VL, Levi BH, Rosenthal GE. Disclosing medical errors to patients: attitudes and practices of physicians and trainees. *J Gen Intern Med.* 2007;22:988-996.

103. Chan DK, Gallagher TH, Reznick R, Levinson W. How surgeons disclose medical errors to patients: a study using standardized patients. *Surgery.* 2005;138: 851-858.

104. Fein SP, Hilborne LH, Spiritus EM, et al. The many faces of error disclosure: a common set of elements and a definition. *J Gen Intern Med.* 2007; 22:755-761.

105. Robinson AR, Hohmann KB, Rifkin JI, et al. Physician and public opinions on quality of health care and the problem of medical errors. *Arch Intern Med.* 2002;162:2186-2190.

106. Gilbert S. *Wrongful Death: A Memoir.* New York: W. W. Norton; 1997.

107. Katz J. Why doctors don't disclose uncertainty. *Hastings Cent Rep.* February 1984;14:35-44.

108. Baylis F. Errors in medicine: nurturing truthfulness. *J Clin Ethics.* 1997;8:336-340.

109. Mizrahi T. Managing medical mistakes: ideology, insularity and accountability among internists-in-training. *Soc Sci Med.* 1984;19:135-146.

110. White AA, Gallagher TH, Krauss MJ, et al. The attitudes and experiences of trainees regarding disclosing medical errors to patients. *Acad Med.* 2008;83:250-256.

111. Waterman AD, Garbutt J, Hazel E, et al. The emotional impact of medical errors on practicing physicians in the United States and Canada. *Jt Comm J Qual Saf.* 2007;33:467-476.

112. Orlander JD, Barber TW, Fincke BG. The morbidity and mortality conference: the delicate nature of learning from error. *Acad Med.* 2002;77:1001-1006.

113. Pierluissi E, Fischer MA, Campbell AR, Landefeld CS. Discussion of medical errors in morbidity and mortality conferences. *JAMA.* 2003;290: 2838-2842.

114. White A, Waterman A, McCotter P, Boyle D, Gallagher T. Supporting healthcare workers after medical errors: considerations for health care leaders. *J Clinical Outcomes Management.* 2008;15:240-247.

115. Christensen JF, Levinson W, Dunn PM. The heart of darkness: the impact of perceived mistakes on physicians. *J Gen Intern Med.* 1992;7: 424-431.

116. Taft L. On bended knee (with fingers crossed). *Depaul Law Review.* 2005;55:601-616.

117. Brennan TA, Sox CM, Burstin HR. Relation between negligent adverse events and the outcomes of medical-malpractice litigation. *N Engl J Med.* 1996; 335:1963-1967.

118. Brennan TA, Mello MM. Patient safety and medical malpractice: a case study. *Ann Intern Med.* 2003;139:267-273.

119. Dauer E. A therapeutic jurisprudence perspective on legal responses to medical error. *J Legal Med.* 2003;24:37-50.

120. Sharpe V. *Accountability: Patient Safety and Policy Reform.* Washington, DC: Georgetown University Press; 2004.

121. Mello MM, Studdert DM, Brennan TA. The new medical malpractice crisis. *N Engl J Med.* 2003;348:2281-2284.

122. Studdert DM, Mello MM, Brennan TA. Medical malpractice. *N Engl J Med.* 2004;350:283-292.

123. Studdert DM, Mello MM, Gawande AA, et al. Claims, errors, and compensation payments in medical malpractice litigation. *N Engl J Med.* 2006; 354:2024-2033.

124. Banja J. *Does Medical Error Disclosure Violate the Medical Malpractice Cooperation Clause? Advances in Patient Safety.* Vol 3. Washington, DC: AHRQ; 2005.

125. Cohen JR. Apology and organizations: exploring an example from medical practice. *Fordham Urban Law Journal.* 2000;27:1447-1482.

126. Levinson W, Roter DL, Mullooly JP, Dull VT, Frankel RM. Physician-patient communication: the relationship with malpractice claims among primary care physicians and surgeons. *JAMA.* 1997;277:553-559.

127. Wojcieszak D, Banja J, Houk C. The Sorry Works! Coalition: making the case for full disclosure. *Jt Comm J Qual Saf.* 2006;32:344-350.

128. Wojcieszak D, Saxton JW, Finkelstein MM. Ethics training needs to emphasize disclosure and apology. *HEC Forum.* 2008;20:291-305.

129. Popp PL. How will disclosure affect future litigation? *J Healthc Risk Manag.* Winter 2003;23:5-9.

130. Boothman R, Blackwell A, Campbell D, Commiskey E, Anderson S. A better approach to medical malpractice claims? the University of Michigan experience. *J Health Life Sciences Law.* 2009;2:125-159.

131. Kraman SS, Cranfill L, Hamm G, Woodard T. John M. Eisenberg Patient Safety Awards. Advocacy: the Lexington Veterans Affairs Medical Center. *Jt Comm J Qual Improv.* 2002;28:646-650.

132. Kraman SS, Hamm G. Risk management: extreme honesty may be the best policy. *Ann Intern Med.* 1999;131:963-967.

133. McDonald T, Smith K, Chamberlin W, Centomani NM. Full disclosure is more than saying "I'm sorry." *Focus on Patient Safety.* 2009;11:1-3.

134. Testimony of Richard C. Boothman, Chief Risk Officer, University of Michigan Health System, before the Senate Committee on Health, Education and Labor and Pensions, June 22, 2006.

135. Studdert DM, Mello MM, Gawande AA, Brennan TA, Wang YC. Disclosure of medical injury to patients: an improbable risk management strategy. *Health Aff* (Millwood). 2007;26:215–226.

136. McDonnell WM, Guenther E. Narrative review: do state laws make it easier to say "I'm sorry?" *Ann Intern Med.* 2008;149:811–816.

137. Wei M. Doctors, apologies, and the law: an analysis and critique of apology laws. *J Health Law.* Fall 2006;39. www.ssrn.com/abstract=955668. Accessed March 27, 2007.

138. Shapiro E. Disclosing medical errors: best practices from the "leading edge." March 2008. www.ihi.org/IHI/Topics/PatientSafety/SafetyGeneral/Literature. Accessed January 22, 2009.

139. Gallagher TH. A 62-year-old woman with skin cancer who experienced wrong-site surgery: review of medical error. *JAMA.* 2009;302:669–677.

140. Cantor MD, Barach P, Derse A, Maklan CW, Wlody GS, Fox E. Disclosing adverse events to patients. *Jt Comm J Qual Saf.* January 2005;31:5–12.

141. Veterans Health Administration. VHA Directive 2008-002, Disclosure of Adverse Events to Patients. January 18, 2008. www1.va.gov/vhapublications/ViewPublication.asp?pub_ID=1637. Accessed April 10, 2010.

142. Shapiro J. Personal communication with Robert Truog, July 20, 2009.

143. Gallagher TH, Quinn R. What to do with the unanticipated outcome: does apologizing make a difference? how does early resolution impact settlement outcome? Medical liability and health care law seminar. Phoenix: Defense Research Institute; 2006.

144. Lamb RM, Studdert DM, Bohmer RM, Berwick DM, Brennan TA. Hospital disclosure practices: results of a national survey. *Health Aff* (Millwood). 2003;22:73–83.

145. Gallagher T, Brundage G, Bommarito KM, et al. Risk managers' attitudes and experiences regarding patient safety and error disclosure: a national survey. *J Healthc Risk Manag.* 2006;26:11–16.

146. Weick K. The aesthetic of imperfection in orchestras and organizations. In: Kamoche K, ed. *Organizational Improvisation.* New York: Routledge; 2002: 166–184.

147. Edmondson A. Psychological safety and learning behavior in working teams. *Administrative Science Quarterly.* 1999;44:350–383.

148. Branch WT, Jr. Use of critical incident reports in medical education: a perspective. *J Gen Intern Med.* November 2005;20:1063–1067.

149. Meyer EC, Sellers DE, Browning DM, McGuffie K, Solomon MZ, Truog RD. Difficult conversations: improving communication skills and relational abilities in health care. *Pediatr Crit Care Med.* May 2009;10:352–359.

150. Browning DM, Meyer EC, Truog RD, Solomon MZ. Difficult conversations in health care: cultivating relational learning to address the hidden curriculum. *Acad Med.* September 2007;82:905–913.

151. Cannon M, Edmondson A. Failing to learn and learning to fail (intelligently): how great organizations put failure to work to innovate and improve. Long Range Planning. 2005;38:299–319.

152. Carroll JS, Edmondson AC. Leading organisational learning in health care. *Qual Saf Health Care.* 2002;11:51–56.

153. deBurca S. The learning health care organization. *Int J Qual Health Care.* 2000; 12:457–458.

154. Berwick D. *Escape Fire: Lessons for the Future of Health Care.* New York: Commonwealth Fund; 2002.

155. Joint Commission on Accreditation of Healthcare Organizations. *Health Care at the Crossroads: Strategies for Improving the Medical Liability System and Preventing Patient Injury.* 2005. www.jointcommission.org. Accessed April 10, 2010.

156. Kemp EC, Floyd MR, McCord-Duncan E, Lang F. Patients prefer the method of "tell back-collaborative inquiry" to assess understanding of medical information. *J Am Board Fam Med.* 2008;21:24–30.

157. The Sorry Works! Coalition: About Us. www.sorryworks.net/about.phtml. Accessed April 10, 2010.

158. Lindsey T. "Sorry" seen as magic word to avoid suits. Associated Press. November 11, 2004.

159. Sack K. Doctors say "I'm sorry" before "See you in court." *New York Times.* May 18, 2008; National Desk.

160. Zimmerman R. Medical contrition: doctors' new tool to fight lawsuits; saying "I'm sorry." *Wall Street Journal.* May 18, 2004:A:1.

161. Lazare A. Apology in medical practice: an emerging clinical skill. *JAMA.* 2006;296:1401–1404.

162. Quill T, Arnold R, Platt FM. "I wish things were different": Expressing wishes in response to loss, futility, and unrealistic hopes. *Ann Intern Med.* 2001; 135:551–555.

163. Boland R, Tenkasi R. Perspective making and perspective taking in communities of knowing. *Organizational Science.* 1995;6:350–372.

164. Hall D, David R. Engaging multiple perspectives: a value-based decision-making model. *Decision Support Systems.* 2007;43:1588–1604.

165. Sessa V. Using perspective taking to manage conflict and affect in teams. *J Applied Behavioral Sciences.* 1996;32:101–115.

166. National Quality Forum. *Safe Practices for Better Healthcare—2009 Update: A Consensus Report.* Washington, DC: National Quality Forum; 2009.

167. Dintzis SM, Gallagher TH. Disclosing harmful pathology errors to patients. *Am J Clin Pathol.* 2009;131:463–465.

168. Holmqvist M. A dynamic model of intra- and interorganizational learning. *Organizational Studies.* 2003;24:95–123.

169. Weick K. Creativity and the aesthetics of imperfection. In: Ford C, Gioia D, eds. *Creative Action in Organizations.* Thousand Oaks, CA: Sage; 1995:187–192.

170. Davidoff F. Shame: the elephant in the room. *BMJ.* 2002;324:623–624.

171. Inui T. *A Flag in the Wind: Educating for Professionalism in Medicine.* Washington, DC: Association of American Medical Colleges; 2003.

172. Loren DJ, Klein EJ, Garbutt J, et al. Medical error disclosure among pediatricians: choosing carefully what we might say to parents. *Arch Pediatr Adolesc Med.* 2008;162:922–927.

173. Shannon SE, Foglia MB, Hardy M, Gallagher TH. Disclosing errors to patients: perspectives of registered nurses. *Jt Comm J Qual Saf.* 2009;35:5–12.

訳者あとがき

　本書は、Robert D. Truog, David M. Browning, Judith A. Johnson and Thomas H. Gallagher 著 Talking with Patients and Families about Medical Error: A guide for Education and Practice, The Johns Hopkins University Press, 2011. の翻訳である。

　世界的に医療安全への意識が高まる中で、有害事象発生後の患者・家族への情報開示や謝罪提供も、医療界にとって一つの重要な課題として関心を集めるようになってきた。本書でも触れられているミシガン大学関連病院やレキシントン退役軍人病院の有害事象後の真実開示のプログラムはその先駆的なものであるが、ハーバード関連病院でも、2006 年に When things go wrong と題する情報開示対話に関する声明が公表されている。

　このハーバード関連病院の声明は、いち早く、埴岡健一氏を中心とするグループによって翻訳され、「医療事故：真実説明・謝罪マニュアル」として公表されている。この声明は、全国社会保険協会連合会（現地域医療機能推進機構）がその基本指針の基礎として採用したほか、大きな注目を浴びることとなった。本書は、この声明を実際の現場でどのように生かしていけるのか、またそのための教育はどうあるべきかという問題について検討を加える、いわば上記声明の実践編と言ってもよいだろう。

　本書で強調されているのは、有害事象後の情報開示や説明を真摯に行うことを宣言する声明や指針について、多くの医療者は賛同するものの、現実にはその実践に際してさまざまな障壁や困難が存在しており、声明や指針が、必ずしも、直接に実践に結び付いているのではないという点である。そこで、本書では、この困難や障壁がどのようなものであるかを詳細に見極めたうえで、その克服への処方箋を提示し、そのうえで、現場で実際に機能し得る実践モデルとしてのコーチング・モデルを提言する。また、このモデルを根付かせるための教育方法についても、具体的に説明がなされている。

本書を訳出しようと思ったのは、本書で描かれているハーバードの「患者・家族との対話のモデル」としてのコーチング・モデルが、現在、わが国で広がりつつある医療メディエーションと、その理念・構造においてほとんど重なるものだからである。有害事象発生後の患者・家族との対話に際し、医療者に助言し支援を提供する役割は、まさに医療メディエーターの役割の重要なパートにほかならない。相違は、コーチング・モデルでは、コーチが医療者への事前支援を提供するのみで、対話の過程そのものの支援は行わないのに対し、医療メディエーターはより広く、対話の場でも支援していこうとする点にある。

　また、教育に関する理念・手法についても、表層的なテクニック（たとえば決まり文句の提示やボディランゲージ訓練など）の伝授は、医療の現場では逆効果にさえなりかねない点、それゆえ現場の多様性にも即応できる能力を獲得するためにロールプレイなどの体験型学習が重要であると強調する点などは、まさに医療メディエーターの教育において強調されてきたことと軌を一にしている。

　海外のモデルとわが国の実践とを比較する際に、一つ気を付けておかなければならないことがある。それは同じ名称が用いられていても、その実質的内容は必ずしも同一とは言えないということである。たとえば、本書では、「リスクマネジャー」は、医療者に患者・家族との対話をしないように指示するなど、しばしば情報開示対話の浸透を妨げる役職として言及されている。わが国では逆に、リスクマネジャーは患者・家族との対話を推進し、しばしば担う役割さえ負っており、その役割イメージや理念は米国のそれと大きく異なっている。米国では、「リスクマネジャー」は、医療の安全に関わるリスクだけでなく、訴訟などの法的リスクのマネジメントをも役割として担う場合があり、同じリスクマネジャーという名称でも、日米でそのニュアンスは異なる場合も多いのである。

　医療メディエーションやコーチングについても同様である。ハーバード関連病院は、かつてメディエーションを導入しようとし、結果的に、それが機能的

でないとして廃棄した経緯をもつ。しかし、ハーバードが廃棄したメディエーションは、わが国の医療メディエーションとは似ても似つかぬものであり、事故後に損害賠償交渉などを進めるための法的なメディエーションにほかならない。むしろ、現在、ハーバードが採用しているコーチング・モデルこそ、わが国の医療メディエーターの役割とほとんど重なるものと言ってよいだろう。

　また、米国でも、法的メディエーションのモデルは廃棄されても、メディエーション技能の教育は広く行われている。先進的有害事象対応モデルを採択しているミシガン大学関連病院では、すべてのリスクマネジャーが対話促進型メディエーションの訓練を受けているし、カイザーパーマネンテ（Kaiser Permanente）が採用する院内オンブズマン・モデルは、しばしば院内メディエーションとも呼ばれている。また、米国病院協会（American Hospital Association）のペイシェント・アドボケイトの組織もメディエーションを必須スキルの一つとして教育している（なおこのペイシェント・アドボケイトという名称も、語感とは異なり、その実質的役割はわが国の患者相談窓口に近い）。

　こうした意味で、本書が描く医療コーチング・モデルは、わが国の医療メディエーションのモデルと、その目的、理念、役割、育成のすべての面で強く共鳴し合うところが大きいと言えるのである。

　ただ、一点、このハーバードのコーチング・モデルに批判的なコメントをするとすれば、それはコーチの役割が、医療側のみに注がれている点である。現場の医療者が、患者・家族とより良い対話を行えるよう支援し、助言し、教育するという役割は、直接には医療者へのケアを念頭に置いたものであり、患者・家族へのケアへのまなざしは間接的なものにとどまる。この点、医療メディエーションモデルは、医療者だけでなく、患者・家族をも支援する双方向的なケアの役割を想定しており、患者・家族へのまなざしも直接的である。医療メディエーションのほうが、より広く患者・家族と医療者の対話を支えようとする点で、対話支援モデルとしては、コーチング・モデルより、進化した形態であると言えないだろうか。この点は、有害事象発生後のカンファレンスでの医療者への助言、支援、教育という、コーチとメ

ディエーターに共通する役割に加え、メディエーターの場合は対話の過程そのものの支援・促進にも関わる場合があるという役割の差異を反映している。
　また、この有害事象発生後のカンファレンスのもち方、そこでのコーチ（メディエーター）の役割を踏まえたロールプレイ学習プログラムについては、現在、開発途上にあり、今後、日本医療メディエーター協会などで研修として提供していく予定となっている。

　本書は、前半では、これまでの米国における医療安全推進運動の発展、患者・家族との情報開示対話プログラムの進展、そこでの基本的語彙の整理などが、検討の前提としてまとめられている。この前半部分は、医療安全や情報開示について学ぶ者にとって、非常に便利で有益なデータベース的な意味をもち得るだろう。前半部分を読めば、米国での医療安全や情報開示運動の進展が概観できる。
　しかし、なんといっても本書の独自の価値は、後半で提示される、情報開示に関する理念、声明、指針を実行に移すうえでの具体的な提言の数々である。情報開示対話の実践を妨げる文化的、組織的、心情的障壁をつぶさに見極め、その克服のためのモデルとしてコーチング・モデルを提示し、具体的な教育手法を事例課題やロールプレイの実践例の検証を含めて検討し、さらにそのために必須の組織戦略まで提言がなされていく。
　医療安全や有害事象後の情報開示などに関心をもつ初学者から、患者との対話に向き合っている現場の医療者に至るまで、本書は、大きな手引きを与えてくれるだろう。

　本書の邦題は、原著のそれとは大きく変更し、「医療事故後の情報開示：患者・家族との対話のために」とした。原著の共著者は、1名を除きハーバード・メディカル・スクール関係者であり、また、このモデルはハーバード大学関連病院において具体的に発信され展開されている。
　本書のタイトルにある「医療事故」については、厚生労働省の「リスクマ

ネジメントマニュアル作成指針」で示されている定義を前提としている。すなわち、「医療に関わる場所で、医療の全過程において発生するすべての人身事故で、医療従事者の過誤、過失の有無を問わない」である。本書では、"event"や"error"という語が多く使われているが、それらもこの定義に内包されると考えている。

　"error"の語は翻訳にあたっては「エラー」にて統一した。"disclosure"は煩雑になる場合もあったが、文脈により「開示」「情報開示」「情報開示対話」などと訳し分けている。また、原著には、このテーマに関する各種文献の解題も掲載されているが、この部分については紙幅の関係もあり、割愛することとした。

　訳出は、筆者を含め3名で行った。三菱総合研究所所属の植田有香（訳出当時は京都大学法学部）、琉球大学の金城隆展、そして早稲田大学の和田仁孝である。いずれも米国で教育を受け、比較的長期にわたる滞在生活を経験しており、訳出にあたっては、原文に厳格に忠実であるよりは日本語として読みやすい訳になるように努めたつもりである。

　分担は植田が第3章、第5章、第6章を、金城が第1章、第2章、第4章、第7章を、和田が第8章、第9章、第10章、第11章および「刊行に寄せて」と序をまず訳出したのち、和田が全体を通してチェックし、監訳するかたちで行った。医療系書籍では、監訳者の名前のみ表記することが多いようであるが、本書は3名の協働の成果にほかならず、全員の名前を公平に表紙にも記載することにした。と言っても、もし、思わぬ誤訳や不適切な表現があれば、それはもとより監訳者である和田の責任である。

　本書が、わが国においても、医療者と患者・家族とのより良い対話を構築していくための一助となれば幸いである。

2014年10月9日
訳者を代表して　　和田仁孝

著　者　**ロバート・D・トゥルオグ**（M.D.）
　　　　ハーバードメディカルスクール・教授（医療倫理学、麻酔学、小児科学）
　　　　ボストン小児病院救命医療部・シニアアソシエイト

　　　　デービッド・M・ブラウニング（M.S.W., B.C.D., F.T.）
　　　　ボストン小児病院プロフェッション倫理研究所・シニアスカラー
　　　　ハーバードメディカルスクール・講師

　　　　ジュディス・A・ジョンソン（J.D.）
　　　　ボストン小児病院・臨床倫理士、弁護士
　　　　ハーバードメディカルスクール・講師

　　　　トーマス・H・ギャラガー（M.D.）
　　　　総合内科医
　　　　ワシントン大学医学大学院医学研究科／生命倫理・人文科学研究科・准教授

監訳者　**和田仁孝**　わだ・よしたか　　［第8章、第9章、第10章、第11章、序、刊行に寄せて］
　　　　早稲田大学大学院法務研究科・教授

訳　者　**植田有香**　うえだ・ゆうか　　［第3章、第5章、第6章］
　　　　三菱総合研究所

　　　　金城隆展　きんじょう・たかのぶ　　［第1章、第2章、第4章、第7章］
　　　　琉球大学医学部附属病院地域医療部

　　　　　　　　　　　　　　　　　　　（上記の所属等は、原著または本書初版刊行時のものです。）

医療事故後の情報開示
——患者・家族との対話のために

発行 2015年2月2日 第1版第1刷

監 訳 者　和田仁孝 ©
装　　画　宿輪貴子
装　　幀　森 裕昌（森デザイン室）
発 行 所　有限会社シーニュ
　　　　　〒156-0041 東京都世田谷区大原 2-13-10
　　　　　TEL ＋ FAX 03-5300-2081
印刷・製本　（株）双文社印刷

ISBN 978-4-9907221-5-9
本書の無断複写は著作権法の例外を除き、禁じられております。